目 次

【翻訳者の序文】1918年のインフルエンザの反省とCOVID-19への対応…5

ニュージーランドの地名地図…11

序文　本書は近代世界史における大きな出来事がニュージーランドに与えた影響についての記録である……………13

第1章　1918年のインフルエンザパンデミックを理解する……………17
　インフルエンザとは何か？…17
　エピデミックとパンデミックの違いは？…19
　1918年のインフルエンザは何が違うのか？…20
　スペイン風邪または黒いインフルエンザ？…21
　インフルエンザはどこで始まったのか？　どのように広がったのか？
　　　…23

第2章　第一次世界大戦は感染拡大にどのような役割を果たしたのか？……………31
　何が普通のインフルエンザを致命的なインフルエンザに変えたのか？
　　　…31
　マスタードガス：世界大戦は世界的な感染症の急増を引き起こしたのか？…33
　恐ろしい報道の見出し…34
　オーストラリアの海上検疫…35

第3章　ニュージーランドへのインフルエンザ感染拡大……………37

国民として自分の義務を果たしなさい！…37
マッセー首相は蒸気船ナイアガラ号に乗ってインフルエンザを持ち込んだのか？…39
オークランドでの休戦祝賀によるパンデミック…44
急速な感染拡大…52
平和の祝賀と感染拡大…56

第4章　インフルエンザの感染拡大にともなう支援の組織化
……………59

ブロック制、救援拠点、仮設病院…59
首都ウェリントンの危機…61
南島の都市…70
壊滅的な被害を受けたマオリの地域社会…74
西サモア…82

第5章　病人とその家族の世話……………85

弱者に食べさせる：無料食堂と食料医薬品の配布…85
子どもたちはどうなったのか？…88
吸入スプレーと公認咳止め薬…90
必死の対策…94
精神病院と駐屯地における死者…98
そして突然、すべてが終わった…99

第6章　災害の反省……………103

1918年のインフルエンザで何人のニュージーランド人が死亡したか？…103
エピデミック委員会…106
マッギル医師と1920年の新しい保健法…109
オークランドの集団墓地の神話…111

新しい病院と都市計画の改革…112
　　新しい学校の教室のデザイン…113
　　1918年のインフルエンザの慰霊碑が少ないのはなぜか？…114

第7章　研究と学んだ教訓……………119
　　最近の研究：なぜ1918年のパンデミックはそれほど致命的だったのか？…119
　　それは再び起こるだろうか？　私たちは備えができているだろうか？…121
　　1918年のインフルエンザの教訓…124
　　ニュージーランドにおけるインフルエンザによる損失…126
　　国民形成？…128

参考文献…131

【翻訳者の序文】

1918年のインフルエンザの反省とCOVID-19への対応

(文責:伊藤雄志 2023年9月7日)

本翻訳書の目的

　新型コロナウイルス COVID-19 の世界的感染拡大に直面した時に、ニュージーランド政府は、直ちに明確な目標を設定して危機に対応した。ニュージーランドが、このような迅速で合理的な危機対応ができた理由として、1918-19 年に日本を含む世界中を襲った「スペイン風邪」と呼ばれるインフルエンザパンデミックの悲惨な体験を記憶していたことが挙げられる。政府はその経験から教訓を学び、政府全体のパンデミック計画を発展させたため、現在の COVID-19 パンデミックに効果的に対応することができたと言われている。本翻訳書の目的は、現在の COVID-19 対策でも生かされたニュージーランドにおける 1918 年のインフルエンザパンデミックによる大災害の体験と記憶と教訓に関する著書 Geoffrey W. Rice, *Black Flu 1918: The Story of New Zealand's Worst Public Health Disaster*(Canterbury University Press, 2017)を一般の日本の読者に紹介し、世界における感染症や公衆衛生の問題を理解し考える機会を提供することである。

　ニュージーランドでの感染症との戦いを理解する場合に、少なくとも次の3点が注目に値すると考えられる。すなわち、第一に政府の対応や反省や対策がどのようなものだったのか、第二に感染症を抑制するために、どれくらい科学的知識を尊重したのか、そして最後にパンデミックの中で地域社会がどのようにして互いに助け合い、病人や弱者を救ったのかという点である。

政府の対応

　2019年末から2020年初頭ごろに発生したパンデミックは1918年のパンデミックのようなインフルエンザではなく、COVID-19と名付けられたこれまで知られていなかった新型コロナウイルスによって引き起こされた。2019年12月に野生動物を売る武漢の生鮮市場で検出され、コウモリから人間にウイルスが感染したと考えられた。初期の症状はインフルエンザと同様で、喉の痛み、乾いた咳、高熱などがあったが、細菌性肺炎ではなく急性ウイルス性肺炎を引き起こす傾向があった。また1918年のインフルエンザがおもに健康な若年成人を死亡させたのとは異なり、COVID-19は高齢者、とくに高血圧や糖尿病などの既存の健康問題を抱える高齢者にとってより危険だった。

　リーダーシップを発揮した当時のアーダーン（Jacinda Ardern）首相はウイルスと戦うための全国的団結を呼びかけた。COVID-19の世界的感染拡大に直面した時のニュージーランド政府の迅速な危機対応は、多くのニュージーランド国民からも高く評価され、また「ブルームバーグ」は、ニュージーランドがCOVID-19に対して最も強い国のひとつだと評価した。このような効率的な危機対応ができた理由として、1918年のインフルエンザパンデミックの経験を生かして、政府が科学に基づいた感染症対策を繰り返し再検討し続けてきたことが挙げられる。

　2017年8月に印刷されたニュージーランドの「パンデミック計画」の第2版は、1918年のパンデミックに関する学術研究への恩義を明確に認めている。このニュージーランドの計画では、さまざまな政府機関を徹底的に詳細にリストしている。つまり「政府全体」の対応を想定しており、すべての省庁がパンデミック対応の訓練を受けたチームを持つことが期待されていた。ニュージーランドの計画は、少数の主要な政府関係者がすべて同時にインフルエンザにかかったため、首都ウェリントンが1週間指導者不在のままだった1918年のパンデミックの経験からの重要な教訓に応えたものだった。2017年の計画では、主要な意思決定者のそれぞれに代理人がおり、対応の調整を担当するのは個人ではなくグループであり、連帯

行動と達成すべき明確な目標（clear goals）に重点が置かれていた。（参照：Geoffrey W. Rice, "How reminders of the 1918–19 pandemic helped Australia and New Zealand respond to COVID-19," Journal of Global History, Cambridge University Press, 6th November 2020, pp. 421-33；伊藤雄志「オーストラリアとニュージーランドにおける1918年のスペイン風邪の記憶がCOVID-19への対応にどのように役立ったかに関する論文の要約」『公衆衛生』第86巻第2号、2022年2月15日、198-200頁）

　武漢でCOVID-19の感染が確認された翌月の2020年1月24日に、ニュージーランド政府は保健省に「緊急事態管理チーム（Incident Management Team）」という作業チームを結成した。それは保健省を中心とした保健、入国管理、産業、雇用、税関、警察、航空、交通、国防を含むすべての省庁の代表者を集め、各省が最新の情報を共有できるようにした。縦割りの各省が個別に対応するのではなく、横に繋がった作業チームを結成したのである。この作業チームの結成によって、国としての明確な危機対策と科学に基づく達成目標を国民と共有することが可能になった。

科学の尊重

　2020年1月には、すでにCOVID-19の感染力の危険性に科学者は気付いていた。オークランド大学の細菌学者スージー・ワイルズ博士（Siouxsie Wiles）は、武漢の感染状況の分析から、COVID-19は、インフルエンザより危険なので、人と人との接触などには十分な注意が必要だと警告した（Kiwibank New Zealander of the Year Awards 2021）。同じオークランド大学の物理学者ショーン・ヘンディ教授（Shaun Hendy）は、COVID-19への対応策を検討するため、2020年3月初旬に国内の科学者20名と研究チームを作った。すぐにチームは、ウイルスの感染力、国内感染のスピードを推測し、もし対応を誤れば、総人口500万人の89%が感染し、8万人が死亡すると予測した。さらにチームは、国内の病院の病床数や治療能力を調査した結果、国内の病院は、危機的状況に対応する能力はなく、集中治療室も大幅に不足して医療崩壊になることがわかった（Radio New Zealand, 27th March 2020）。ヘンディ教授は、チームの調査で分かったことを政府の「国

家危機管理センター」に報告した。さらにオタゴ大学の伝染病学者マイケル・ベイカー教授（Michael Baker）も政府に対して、COVID-19の強力な感染力から、人の交流を極力抑える対策をとるように助言し続け、効果的なパンデミック対応には、「科学と指導力が一体になる必要がある」と指摘した（BBC News Japan, 20th April 2020）。このような科学者の助言を重視したアーダーン首相と公衆衛生専門の保健省長官ブルームフィールド博士（Ashley Bloomfield）は、人の接触を厳しく制限するロックダウンの実施を決断した。こうして政府は科学者との協力を得て対策を決めていったのである。（参照：キムラ・スティーブン千種『新型コロナ〈感染ゼロ〉戦略、ニュージーランド』作品社、2021年）

　一方、1918年のインフルエンザパンデミックの時代に、ニュージーランドはパンデミック計画を何も持っていなかったし、当時の小規模な保健省の職員はインフルエンザの危険に対して油断していた。1918年にインフルエンザについてほとんど知られていなかった。1930年代に発明された電子顕微鏡はまだなく、細菌より小さなウイルスの存在は確認されていなかった。多くの人々は中世の毒気説を信じ、汚れたものの臭気が病気を引き起こすと考えていた。またニュージーランドの先住民マオリの伝統医療もウイルス感染にともなう肺炎の症状をかえって悪化させてしまう可能性があった。このような時代においては、医師、看護師、ボランティア、家族や近隣の人々の献身的な手厚い看護や世話が重症者を救う道であった。

地域社会の助け合い

　1918年のインフルエンザに対するニュージーランドの初期の対応は、多くの出遅れがあり、リーダーシップも国民とのコミュニケーションも十分ではなかった。しかし、後の歴史研究のおかげでその教訓が明らかになった。ニュージーランドのCOVID-19流行の際にはアーダーン首相が保健省長官ブルームフィールド博士をともなって毎日午後1時に国民に向けたテレビ記者会見をして、政府の方針を明確に伝え、高いレベルの国民の信頼を生んだ。アーダーン首相は、全国の住民に向けて「強く、そして互い

に優しく」というメッセージを出し、社会的弱者・高齢者を守りながらウイルスと戦うための全国的団結を呼びかけた。首相は全住民を500万人のチームと見なし、それはニュージーランドの国技であるラグビー、そして国の代表チームであるオールブラックスを思いださせた。(参照：クローディアー真理「ニュージーランド／ジャシンダ・アーダーン首相」(栗田、プラド、田口他著『コロナ対策　各国リーダーたちの通信簿』光文社、2021年、261-298頁)

　政府はビジネスのために広範囲の経済支援を行ったが、COVID-19に対して最も脆弱な高齢者の集まる老人ホームや介護施設で働く人々が、献身的努力で感染拡大を最小限に抑えるのに貢献したと言われている。このニュージーランドに住む人々が危機に直面して互いに助け合うという行動は、ライス教授が著書の中でたびたび触れている。彼によれば、1918年のインフルエンザパンデミックで感染した人々の多くは、家庭や病院での手厚い看護のおかげで病気を克服して生き残った。発熱で精神が錯乱している患者に飲み物や薬を持っていったり、病気で親が倒れた子どもたちの世話をしてくれたりする訪問看護師やボーイスカウトたちがいた。地域社会は社会的弱者のための無料食堂を組織し、重症者を仮設病院に車で連れて行った。ボランティア、看護師、医師の中には、パンデミックに立ち向かい自分自身がインフルエンザに感染して亡くなった人もいた。歴史研究から分かることは、地域社会、互いの助け合いや気遣いを通して、ニュージーランドが危機の時代を乗り越えてきたことだと著者は結んでいる。

　繰り返しになるが、本翻訳書を読むことによって、1918年のインフルエンザパンデミックを経験したニュージーランドが、その悪夢のような体験をどのように反省し、その後何を教訓として公衆衛生の改善をしていったのかを学んで欲しい。本書が現在のウイルスとの戦い、そして将来私たちが直面する世界の公衆衛生の問題について考える手掛かりとなれば幸いである。

著者紹介

　著者ジェフリー・ライス氏は、ニュージーランドのカンタベリー大学歴史学名誉教授である。ライス教授の著書 *Black November: The 1918 influenza pandemic in New Zealand*（2nd ed, Christchurch, Canterbury University Press, 2005）は、1918年のインフルエンザパンデミックに関する世界で最初の国レベルの研究であった。2019年12月に中国の武漢で最初にCOVID-19が検出される直前の11月に、首都ウェリントン市内の公園で「1918年インフルエンザパンデミック慰霊碑」の除幕式があり、ライス教授はアーダーン首相と並んで除幕を行い、出席した当局者たちに1918年のパンデミックからの教訓を思い出させた。2020年11月に彼はケンブリッジ大学出版局の『*Global History*』誌に、オーストラリアとニュージーランドでのスペイン風邪の記憶とCOVID-19対策に関する論文を発表した。さらに2021年の新年の叙勲で、ライス教授は歴史研究と高等教育への貢献によって、エリザベス女王2世からニュージーランド功労勲章の役員に任命された。本書『1918年のインフルエンザパンデミック（*Black Flu 1918*）』（2017）は、先に出版された学術書『*Black November*』を一般の読者向けに書き直したものである。

謝辞

　本翻訳書を出版するにあたって協力していただいた以下の方々に感謝の意を表したい。原書の日本語訳を承諾してくださったジェフリー・ライス名誉教授、カンタベリー大学出版局のキャサリン・モントゴメリー氏、翻訳原稿を査読してくださった元ウェリントン・ヴィクトリア大学日本語学科エドウィーナ・パーマー准教授、リッチー裕子氏、本書の出版を快諾してくださった学術出版社である春風社の山岸信子氏、春風社を紹介してくださった立教大学名誉教授青柳真智子先生と日本ニュージーランド学会会長大谷亜由美先生。

翻訳者：伊藤雄志・箱根かおり・リッチー　ザイン

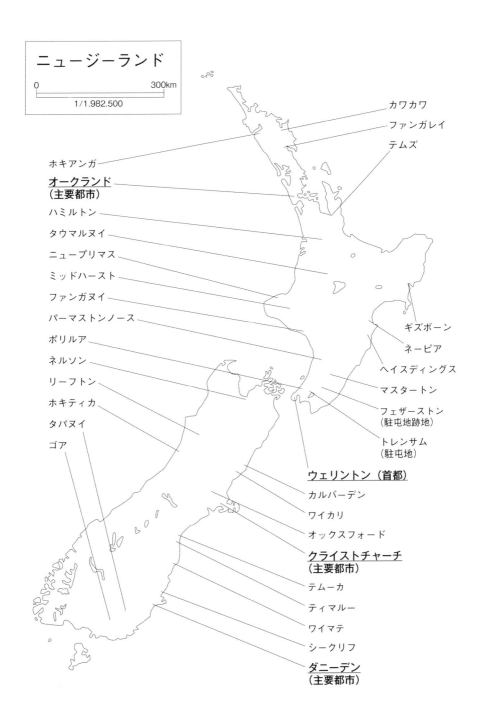

ニュージーランドの地名地図

序文

本書は近代世界史における大きな出来事がニュージーランドに与えた影響についての記録である

　1918〜19年の「スペイン風邪」と呼ばれたインフルエンザパンデミックによって、世界中で推定5,000万人が死亡した（それはスペインで発生したものではなく、スペインが最大の被害国でもなかった）。1348〜52年の5年間に世界のおよそ3分の1の人々が死亡したペストに次いで、スペイン風邪は世界史上で2番目に大きなパンデミックだった。

　ニュージーランドにおける1918年のインフルエンザパンデミックは、短期間だったが大きな被害をもたらした。1918年10月中旬から12月中旬にかけて9,000人近くが死亡した。第一次世界大戦の4年間に死亡したニュージーランド兵の数18,000人と比較しても、大きな損失だった。1918年のインフルエンザは、ニュージーランドが経験した公衆衛生上の最大の危機だった。1918年11月中旬に国全体が2週間封鎖されて麻痺状態になり、地域社会はこの「沈黙の殺人者」に対処するために全力を尽くした（訳者注：2019年に始まったコロナ禍の厳しいロックダウンと違って、1918年のインフルエンザパンデミックでは、ニュージーランド政府は人々が集まる映画館、酒場、教会、競馬場、ビリアード場などの閉鎖を命じたが、他の店や企業は、店長や社長次第だった。実際には、ほとんどのビジネスが人手不足となり、休業になった。人と人とが会うのは構わなかったので、近所の家や家族の家を見舞いに回っても良かった）。

　スペイン風邪のような致命的な感染症が現在のニュージーランドを襲っ

た場合、3万人以上の死者が出ることが予想される。それは南島の西海岸全域、あるいは南島東部のティマルー市（Timaru）、または南島北部のブレナム市（Blenheim）の総人口数に相当する。しかし、1918年のスペイン風邪はすぐに忘れられた。それは第一次世界大戦の末期に発生し、そしてそれはあたかも人々が戦争時代のすべての損失と悲しみとともにパンデミックにドアを閉ざし、平和な生活を送ることで過去を消し去ろうとしたかのようだった。

そのようなパンデミックは再び起こるだろうか。1997年には、香港で鳥インフルエンザが発生したが、WHO（世界保健機関）の迅速な行動によってパンデミックを逸れたものの、SARS（訳者注：SARSコロナウイルスによる新しい感染症）やエボラ出血熱（訳者注：エボラウイルスの感染による病気）などの感染症が、近年別のパンデミックの恐れを引き起こしている。飛行機での移動が頻繁になるに従い、世界は「ウイルスの村」になり、新しい感染症はまたたく間に世界中に広がる可能性がある。

1918年のインフルエンザパンデミックをめぐるニュージーランドの経験に関する本書は、筆者の2005年の著書『黒い11月：ニュージーランドでの1918年のインフルエンザパンデミック（*Black November: The 1918 influenza pandemic in New Zealand*）』に基づいており、それは今日電子書籍として入手できる。ニュージーランド史における重大な出来事があった1918年から100周年を記念するこの新しい本書では、パンデミック慰霊碑に関する新しい節とともに新たなイラストを追加し、最近の研究成果に関する部分を更新した。

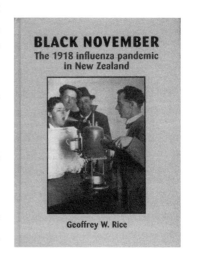

本書のメッセージは希望に満ちている。1918年のような異常な状況が繰り返される可能性は低く、万一の災害に備えておくことは重要だが、今ではインフルエンザの致命的な合併症である肺炎に対処する抗生物質がある。パンデミックで

インフルエンザに感染した人の大多数はそれを乗り越え、通常の健康状態に戻ることができる。

　1918年のインフルエンザを調べていて筆者が最も感銘を受けたことは、病院や医師がインフルエンザの重症患者たちに圧倒された時に地域社会が団結し、人々がお互いに助け合ったことである。これは他の災害、たとえば2010年と2011年のカンタベリー（Canterbury）地震の時にも見られたことだ。歴史から分かることは、政府や個々人の災害への備えだけではなく、私たちが形成する地域社会、そしてお互いを支え合う援助と気遣いを通して、私たちが危機の時代を乗り越えてきたことである。

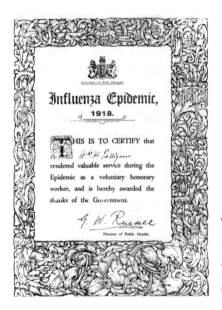

ジョージ・ラッセル（Geoge W. Russell）保健大臣が署名した感謝状。ニュージーランドで1918年のインフルエンザ流行の時期に仮設病院で働いたすべての無給のボランティアに対して発行された（著者蔵）

第1章

1918年のインフルエンザパンデミックを理解する

インフルエンザとは何か？

　インフルエンザは、ウイルスと呼ばれる非常に小さな組織体によって引き起こされる深刻な呼吸器疾患である。ウイルスは、電子顕微鏡の発明によって20万倍に拡大して確認できるようになった1930年代に発見された。

　インフルエンザの主な感染源は野鳥であり、とくに移動性の高い海鳥は恐竜時代からウイルスの宿主であったと考えられている。インフルエンザウイルスにはいくつかの異なる型があり、それらのいくつかはアヒルやブタなどの他の動物に感染し、それらがウイルスを人間に感染させる可能性がある。とくにA型

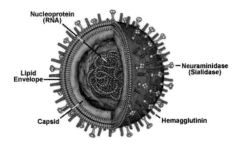

インフルエンザウイルスの図解：ウイルスの表面にはヘマグルチニン（H）とノイラミニダーゼ（N）の二種類のスパイクと呼ばれる突起物がある。そのスパイクの違いにより、異なるA型インフルエンザウイルスを識別することができる。1918年のパンデミックは、A型H1N1によって引き起こされた（フロリダ州立大学 Molecular Expressions から使用許可取得）

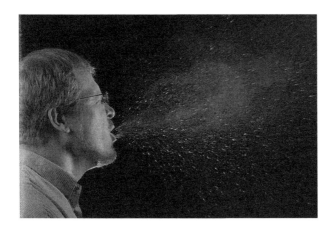

一回のくしゃみによる飛沫によって近くにいる人を感染させることがある（米国疾病対策予防センターの写真、パブリックドメイン）

インフルエンザは、人類の間でエピデミックを引き起こすものである。

インフルエンザウイルスの感染者の約3分の1は無症状である。なぜなら、免疫システムによりウイルスを制御下に保つことができると考えられるからだ。しかし、感染者はウイルスを他の人々に伝染させ、その人たちが病気になる可能性がある。咳やくしゃみの飛沫はインフルエンザを拡散させ、何かに付着したウイルスは何日も残存できる。そのため、インフルエンザを回避する最善策は、1日に数回石鹸で手を洗うことである。

インフルエンザの初期には、くしゃみや鼻水をともなう風邪のような症状があり、急激に悪寒や発熱を起こす。突然の発症と高熱はインフルエンザの典型的な症状である。高熱になると、感染者は非常に気分が悪くなる。

高熱が悪化すると、患者は大量に発

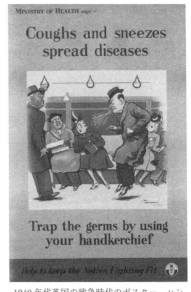

1940年代英国の戦争時代のポスター。ハンカチの代わりに使い捨てのティッシュが推奨された（帝国戦争博物館ポスターコレクション、パブリックドメイン）

汗して精神が錯乱し、変な夢を見たり、目まいがしたり、倦怠感を起こしたりする可能性がある。高熱は1日か2日続くかもしれない。脱水症状を避けるために十分な水分摂取が必要であり、高熱にともなう頭痛は激しいことが多い。インフルエンザ患者はまた、喉に透明な痰が詰まり、それが咳を引き起こす。その他の症状には、関節痛、筋肉痛、喉の痛み、鼻水、目の炎症などもある。

インフルエンザは、二次的な細菌感染症を引き起こすことが多いため、危険な病気である。気管支炎は肺に空気を出し入れする気管支の細菌感染症だが、肺炎は肺内の感染症であり、より深刻である。抗生物質で治療しない限り、肺炎は致命的になる可能性がある。

エピデミックとパンデミックの違いは？

それは規模と場所の違いである。エピデミックは、地域社会、組織、または国内で同時に多くの人々に感染することである。パンデミックは、同じ病気が世界中の多くの国の人々に同時に脅威を与えることである。パンデミックは、多くの国や地域でのエピデミックの総称であり、すべて同じ病気によって引き起こされることを意味する。

1918年以前の最悪のインフルエンザパンデミックは、1847〜8年にヨーロッパと北アメリカで発生した。その時はロンドンだけで25万人以上の感染者が出て、英国での死者数は1832年のコレラパンデミックさえ上回った。しかし、全体の死者数は、その時でも1918年ほどではなかった。1918年以前で最も最近のインフルエンザパンデミックは、1889〜90年のいわゆるロシア風邪またはアジア風邪であり、それは世界中でおよそ100万人の死者を出し、続く10年間季節性インフルエンザとして再発し続けた。

1918年のインフルエンザは何が違うのか？

インフルエンザパンデミックでは子どもと高齢者が死亡することが多い。しかし、1918年のパンデミックはそれとは違っており、非常に珍しいものだった。幼児や高齢者だけでなく、とくに20歳から45歳までの年齢層の青年壮年期の健康な成人が死亡した。ニュージーランドでは、これらの年齢層は女性よりも男性が多く死亡したが、その理由はまだ分かっていない。世界全体の死者数は男女間でほぼ同じだった。

1918年のインフルエンザでは5歳から15歳までの子どもが最も死亡率が低かった年齢層である。彼らはおそらく1918年初期の穏やかな第1波の流行によって、ある程度の免疫を獲得したと考えられている。一方、妊娠中の女性は最も危険にさらされた。感染した妊婦の半数が死亡し、生き残った妊婦の4分の1が赤ちゃんを失う可能性があった。

通常インフルエンザパンデミックは季節に連動し、北半球と南半球でそれぞれの冬に発生する。しかし、1918年のインフルエンザの猛威は、世界中の人々を同時に死に追いやった。北半球では秋、南半球では初夏であり、これはとても珍しいことだった。北半球のイギリスの死亡率のピークは、南半球のニュージーランドのオークランド市のそれと同じ週だった。

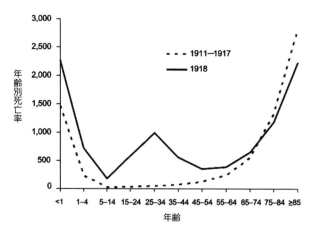

1911～17年の年齢別死亡者数を1918年と比較したもの（J. K. タウベンベルガー、D. M. モレンズ共著「1918インフルエンザ：すべてのパンデミックの源」『出現する感染症』12:1, 2006）

他の時代のインフルエンザとの最大の違いは、1918年から19年のパンデミックが人々の主要な死亡原因だったことである。最良の推測によると、最終的な死者数は世界中で約5,000万人であり、それは第一次世界大戦で死亡した兵士の数のほぼ3倍に相当する。

　1918年のインフルエンザパンデミックのもう一つの異常な特徴は、感染者の症状と重症度に大きなばらつきがあったことである。ある人々は即座に死亡した。南アフリカでは「3日間の病気」と呼ばれ、東京では「三日熱」と呼ぶこともあった。しかし、他の犠牲者は死亡するまでに1週間以上かかり、最終的に死亡するまで1ヵ月間昏睡状態の場合もあった。死者数の影響は非常に多様だった。町によっては大きな損失を被ったが、その近くの他の場所ではほとんど死者が出なかった。国によっては、インフルエンザは町から町へと非常に急速に広がったが、他の国では、ほぼ同時に多くの場所で感染爆発前にくすぶってしまったように見えた。

　その統計は衝撃的である。ニュージーランドでは、1914年から18年の4年間の戦争で、18,000人以上の男性を失った。しかし、インフルエンザパンデミックにより、わずか約6週間で9,000人近くのニュージーランド人、おもに一般市民が死亡した。

スペイン風邪または黒いインフルエンザ？

　1918年5月にスペインの国王アルフォンソ13世（Alfonso XIII）が、インフルエンザに感染した時に、そのニュースは世界中で報道された。スペインは中立国であり、都合の悪いニュースを敵に知らせないようにしていた戦争中の国々と異なり、新聞の検閲はなかった。国王は回復したが、ジャーナリストはインフルエンザに新しい名前をつけ、その後インフルエンザが出現した場所では「スペイン・インフルエンザ（Spanish influenza）」と呼ばれ、スウェーデンでは「Spanska sjukan（スペイン病）」、日本では「Supein kaze（スペイン風邪）」などと呼ばれた。インフルエンザがスペインで始まったわけではないが、この名前はそれ以来ずっと使われている。英国の著作家リチャード・コリアー（Richard Collier）の本の題名では、その

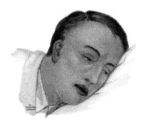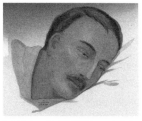

初期(左)と進行した(右)薄紫色のチアノーゼ(画家 W. ソーントン・シールズ『英国保健省：インフルエンザパンデミックに関する報告書 1918-1919』(ロンドン, HMSO, 1920)、パブリックドメイン)

疫病が『スペイン女性のペスト』と呼ばれている。しかし、これは二重に誤解を招く恐れがある。そのウイルスによる病気は、まったく異なる細菌性疾患であるペストとは何の関係もないし、スペイン女性固有の病気でもなかった。

1918年のインフルエンザの犠牲者のほとんどは、長引く発熱と血痰を引き起こす肺の細菌感染症である肺炎で死亡した。胸の痛みと息切れも危険な症状だった。肺炎による発熱はインフルエンザよりも高く、摂氏40度(華氏104度)以上に達する可能性がある。悪寒、発汗、唇や耳が青みがかることもある。後者の症状はチアノーゼと呼ばれ、肺の内壁が炎症を起こしているため、血流が皮膚に十分な酸素を供給していないことを意味する。感染が片方の肺に限定されている場合、それは大葉性肺炎(*lobar pneumonia*)である。感染が両方の肺に及ぶ場合は両側性肺炎(*double pneumonia*)であり、非常に深刻な病気である。

1918年のインフルエンザの多くの場合、チアノーゼが顕著であったため犠牲者の皮膚は黒くなり、14世紀の黒死病(Black Death)を彷彿とさせた。それがこの病気の名前の由来だが、1918年の場合には、それがペスト菌(*Yersinia pestis*)ではなく、肺炎などの二次的な細菌感染症を引き起こし、犠牲者のほとんどを死亡させる非常に感染力の強い新型インフルエンザウイルスであることがすぐに明らかになった。他の人々は重度の病気から心不全になった。何人かの患者は精神が錯乱し自殺した。

インフルエンザはどこで始まったのか？ どのように広がったのか？

　1918年のインフルエンザを研究しているたいていの歴史家は、既知の症例と発生の痕跡をたどり、その源が北アメリカ中央部のカンザス州ハスケル郡にあることを認めている。その地方のローリング・マイナー医師（Dr Loring Miner）は、偶然にもその分野に長けた科学者で、1月と2月の異常に深刻なインフルエンザの発生を報告した。彼の患者は突然発症し、高熱、乾いた咳、筋肉痛、激しい頭痛があった。不思議なことに、このインフルエンザは虚弱体質ではなく頑強で健康な人々を襲ったようだった。発熱は約3日間続き、多くの場合肺炎を発症した。手厚い看護により、マイナー医師は3人のインフルエンザ患者以外のすべての人を回復させ、その後エピデミックは突然終わった。

　ハスケル郡が1918年のインフルエンザの唯一の発症地であったかどうかは正確には分からないかもしれないが、ここが新型インフルエンザウイルスが動物から人間に転移した地域だという可能性が高い。カンザス州のこの地域は、養鶏場と養豚場で溢れていた。1918年のパンデミックを引き起こしたインフルエンザウイルスのA型H1N1のDNA分析により、過去のインフルエンザウイルスの型で最も近い同類が豚インフルエンザであることが明らかになった。

　通常なら、新型インフルエンザウイルスは消滅していたかもしれないが、1918年は普通の時代ではなかった。この年は第一次世界大戦の戦時中であり、何百人もの若い男性がハスケル郡のような地方から軍隊に奉仕するために招集されていた。

　今ではハスケル郡から来た新兵が、1918年1月から2月にかけてカンザス川沿いのフォートライリー軍保留地（Fort Riley Military Reserve）にあるファンストン駐屯地（Camp Funston）に入った招集兵の中にいたことが知られている。この駐屯地には、おもにアメリカ中西部から来た56,000人の兵士が収容されていた。

　1918年3月4日、ファンストン駐屯地の料理人がインフルエンザに感染していると報告された。それから2週間以内に1,000を超える症例が報

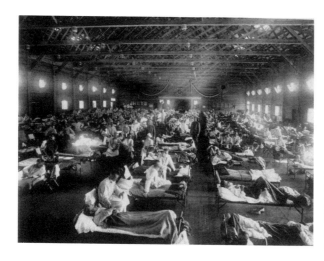

1918年の米国カンザス州ファンストン駐屯地のインフルエンザ患者（写真提供：国立保健医療博物館、軍事病理学研究所 AFIP（ワシントン D.C.）、パブリックドメイン）

告された。重症患者は入院し、病状がそれほど深刻ではない患者は自分のベッドで寝かされた。237例の肺炎が発症し、そのうち48例が死亡した。

　ファンストン駐屯地に大勢の兵士がいたことを考えると、死亡率はかなり低かったが、米国南東部のジョージア州とサウスカロライナ州で同様の発症が報告された時に、新型インフルエンザが広がっていることが明らかになった。休暇中の新兵はインフルエンザを家に持ち帰り、訓練を終えた兵士はフランスに向かう途中で他の駐屯地にウイルスを広めた。

　1918年のパンデミック初期の緩やかな波は、アメリカ中西部全体に急速に広がった。デトロイトのフォード自動車会社は3月に1,000人の欠勤者を抱え、4月までに鉄道網の主要拠点であるシカゴで多くの患者が出た。その後、列車はインフルエンザをカリフォルニア州やニューヨーク州など各地に運んだ。これが新型インフルエンザであると確信させるのは、死亡した人々が若年成人という異常な年齢分布だった。これは1918年のパンデミックの一貫した特徴だった。

　1918年に、100万人をはるかに超える兵士が、混みあった軍艦に乗ってフランスに航海した。また、交通は一方通行ではなかった。数千人の負傷した兵士がボストンやニューヨークに帰り、この移動がインフルエンザ

などの感染を拡大させる理想的条件となった。1918年のインフルエンザの最初のヨーロッパの症例は、4月上旬にフランス北西部にある港湾都市ブレストと南西部の河港都市ボルドーにある巨大なアメリカの臨時駐屯地の近くで報告された。ここからインフルエンザはフランス全土に急速に広がり、アメリカ軍の援軍とともに西部戦線（訳者注：第一次世界大戦中にドイツ軍と連合軍とが対峙したフランスとドイツの国境沿いの戦線）に達した。5月にはフランスからイタリア、スペインへと感染が広がった。

　英国陸軍の公式報告によると、「非常に伝染力の強い」型のインフルエンザは、1918年5月に連合軍の間で爆発的な感染を引き起こし、病院には36,473人の患者がいた。それはすぐにドイツ陣営側にも広がり、そこでは1890年代の古い名称である「稲妻の風邪（Blitzkatarrh）」と呼ばれた。非常に多くの兵士がインフルエンザに感染したため、英国の第29師団による攻撃は延期された。フランス軍は6月上旬までに10万件以上のインフルエンザの症例を確認した。

　1918年7月までに、パンデミックの初期の穏やかな波はヨーロッパの多くの一般市民にも広がった。英国では、主要な港であるリバプール、グラスゴー、サザンプトン、ロンドンで最初に確認された。7月中旬、ロンドンでは3週間で473人が肺炎により死亡した。これは夏の1ヵ月間としては非常に珍しいものだった。しかし、ほとんどの人々がインフルエン

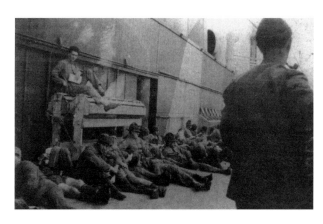

インフルエンザが流行して「死の船（death ship）」となる直前の軍用輸送船タヒチ号の中のニュージーランド兵たち（C. A. デビッドソンの写真、筆者蔵）

第1章　1918年のインフルエンザパンデミックを理解する　25

ザから回復したため、英国の保健当局は油断してインフルエンザを通知義務のある病気にする必要はないと考えた。

　世界の他の地域では、状況はあまり明確ではないが、1918年初頭、戦時中に海を横断する膨大な数の船が、インフルエンザを世界中に着実に広めたようである。日本では4月にインフルエンザの流行が報告され、ロンドンやシカゴと非常によく似た症状を示した。米国カリフォルニア州の南西端の港湾都市サンディエゴを訪れた日本の海軍部隊は、5月中に異常とも言える多くのインフルエンザの症例を報告したが、死者はごくわずかだった。中国の主要港である上海も5月下旬に新型インフルエンザが発生し、その後津波のように中国全土を襲った。

　インドは6月初旬にボンベイ（現在ムンバイ）で最初の大流行があり、スエズ運河を経て広まってきたのは明らかだった。インド北東部のカルカッタ（現在コルカタ）も6月にインフルエンザが発生し、これら主要な二つの港から、鉄道によって南アジア全体に感染が広がった。南アフリカは、オーストラリアやニュージーランドと同様に、9月まで第1波から逃れていたようである。シドニーの医師たちは、人口の約3分の1がインフルエンザに感染したと推定したが、死者はほとんどいなかった。

　8月までに、パンデミックの初期の穏やかな波はおもに北半球で自然に終息し、南アメリカやオーストラリアへの長い船旅を考えると、やはり南半球には数ヵ月遅れて到達した。ニュージーランドでは、おもに子どもと高齢者に影響を及ぼした。医師はそれを「普通の」または「単純な」インフルエンザだと宣言した。それは1890年のインフルエンザパンデミック以来ニュージーランドが経験していた例年のエピデミックと変わらなかった。それから10月には、寄宿学校や駐屯地で注目すべき感染がいくつかあった。オークランド北岸の先端にあるニュージーランドの先住民族マオリと太平洋諸島の兵士のための訓練用駐屯地では、10月7日まで1人もインフルエンザに感染していなかった。しかし、10月7日からわずか2日間で226人の兵士がインフルエンザに感染したと報告された。幸いなことに、10月11日以降に新たな症例もなく、死者もいなかった。クライストチャーチ病院は10月に35例の肺炎を記録した。その数は通常の5

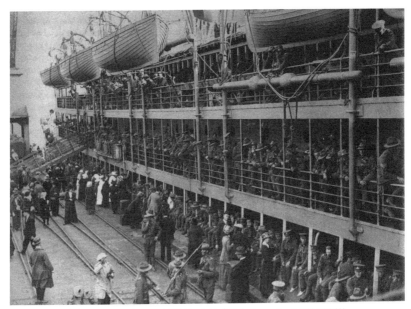

タヒチ号に乗船するニュージーランド軍兵士（アレクサンダー・ターンブル図書館）

倍以上だったが、死亡した患者はごくわずかな高齢者だけだった。保健当局は、これは軽い「普通の」インフルエンザであり、警戒する必要がないと発表し、国民を安心させた。製薬会社の新聞広告は、インフルエンザに備えて咳止め薬を買い置きするよう促した。

　ニュージーランドは1918年に、まだイギリスとフランスに援軍を送っていた。そして軍艦タヒチ号に乗船していた派遣隊の一隊で感染者が現れ、それはニュージーランド人がパンデミックの厳しい波に最初に苦しむきっかけとなった。その船団は、8月に西アフリカのシエラレオネ（Sierra Leone）に石炭を求めて寄港したが、それは他の船がすでにインフルエンザをこの港に運んだ後だった。航海に戻ってから数日後、船は深刻なインフルエンザの感染爆発に見舞われ、多くの肺炎の患者が発生した。船団が9月10日に英国に到着するまでに、70人以上のニュージーランド人が死亡した。英国南部のラークヒル駐屯地（Lark Hill Camp）での医学的検査で

は、1,000人以上の部隊のうち、260人だけが感染していなかった。船団の他の船も同様に影響を受けたが、戦時中の検閲により、英国の国民はこの災害について聞かされなかった。この情報は、生存者から家族に送られた手紙を通してニュージーランドで知られるようなった。

　次に起こったことは、当時の医療専門家を困惑させ、それ以降の伝染病学者をも困惑させてきた。それはまるで、世界中に「種をまかれた」新しい感染が突然変異し、北半球と南半球の両方でほぼ同時に感染爆発したかのようだった。それは、これまでに知られているインフルエンザパンデミックとは異なっていた。さらに酷いことに、これは致命的なインフルエンザであり、人生の最盛期ともいうべき健康な若い成人、とくに20歳から45歳の青年や壮年を死亡させた。このように1918年のインフルエンザは、インフルエンザパンデミックの中でも特異なものだった。

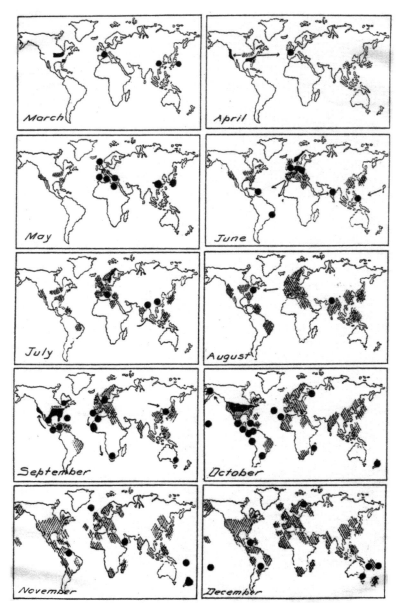

1918年に流行したインフルエンザパンデミックの世界的な広がりを示す地図（W. T. ヴォーガン「インフルエンザ：疫学的研究」『アメリカ衛生学専門研究雑誌』No.1, 1921）

第2章

第一次世界大戦は感染拡大にどのような役割を果たしたのか？

何が普通のインフルエンザを致命的なインフルエンザに変えたのか？

1918年後半のインフルエンザの厳しい第2波の広がりをたどると、第

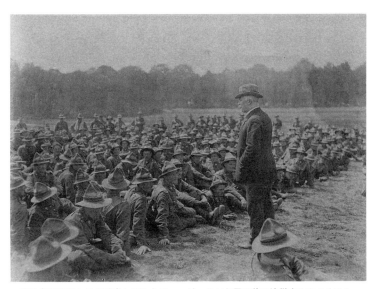

1918年にフランスに駐屯していたニュージーランド軍の前で演説するウィリアム・マッセー首相（Prime Minister William F. Massey）（ヘンリー・アーミテージ・サンダーズによる写真、ニュージーランド公文書館）

一次世界大戦の西部戦線に行き着く。一部の研究者はフランス東部のブローニュ（Boulogne）に近い、フランス東北部のエタプル（Etaples）にある大きな英国軍の臨時駐屯地で、感染力が強い新種のインフルエンザが動物から人間に伝染したのではないかと示唆している。だがこの説は、他のほとんどのインフルエンザ研究者に受け入れられていない。なぜならエタプルと重度のインフルエンザを発症した前線のフランス軍部隊との間に明確な関連性がないからである（訳者注：エタプルは前線のフランス軍部隊から少なくとも120kmぐらい離れていた）。

　おそらく最も有力な説は、フランス東部の比較的狭い地域に何百万という健康な若い兵士が集まることによってインフルエンザの毒性が強化されたというものだろう。

　軽度のインフルエンザは、若い兵士が集結した部隊に感染した時に、健康な免疫システムからの強固な抵抗を受けたであろう。インフルエンザウイルスは、再生して生き残るために新しい宿主を探し続けなければならない。ウイルスがより速くより多くの人を死亡させれば、宿主がいなくなってしまう。また人々がインフルエンザから回復することによって、残りの「感染しやすい人」が減少していく。このため、インフルエンザエピデミックは通常急速に衰えていく。しかし、若年成人の集団では、ウイルスは生き残るためにより速く再生しなければならず、結果として1918年に典型的であった非常に感染力の強いインフルエンザが発生した。

　これは1918年に頻繁に観察されたインフルエンザに感染した健康な男性の「過剰反応」を説明する。インフルエンザの極端な強さのために、感染者の免疫システムが過度に働くと、「サイトカインストーム（cytokine storm）」という過剰な免疫反応を引き起こす。すなわち、体が大量の抗体と体液を生み出して、侵入したウイルスを溺死させようとするが、最終的に体液が肺に蓄積してしまい、感染者自身が自分の体液に溺れてしまう。

　より最近の研究者に支持されている毒性強化のもう一つの理由は、1918年に流行していたさまざまな種類の肺炎細菌が今日知られているものよりも危険だったということである。1918年のインフルエンザ感染者の唾液を検査した医者は、大量のブドウ球菌と連鎖球菌を確認した。それ

は、異なる種類の細菌による複合感染が致命的な肺炎を生み出したことを示唆している。

マスタードガス：世界大戦は世界的な感染症の急増を引き起こしたのか？

　ガス兵器を使う戦争は第一次世界大戦の恐怖の一つだった。とくに風向きが変わった際に、ガスが逆戻りして味方の軍隊を壊滅させたからだ。ドイツにはヨーロッパ最大の化学産業があり、その副産物の一つである塩素を新しい戦争の武器に変えた。希釈した塩素は効果的な消毒剤で、現在でも漂白剤として使われているが、濃縮したものは人間にとって危険である。ドイツ軍は戦闘で初めて毒ガスを使用したが、フランス軍もそれを真似て、異なる化学物質を試した。

　辛子のような匂いがするため、マスタードガスと名付けられた化学兵器は1917年に発明された。マスタードガスは重いために、風によって後方に吹き飛ばされる恐れが少なく、失明や呼吸困難を引き起こし、皮膚に接触すると火傷を負う。それは致命的なガスではないが、兵士を重症化させ、戦闘に出られなくする。ガス兵器の犠牲になった兵士は埋葬されるが、生き残った重症の兵士、とくに盲目の兵士は特別な看護が必要となり、両陣営の陸軍の医療体制にも非常に大きな負担をかけた。

　戦後、希釈したマスタードガスで実験したところ、ある驚くべき結果が出た。ガスが原始的生命体や細菌の繁殖速度を速めたのである。フランスとドイツの国境沿いの西部戦線で何百万人もの兵士がマスタードガスで襲われたことと、フランスの同じ地域での1918年のインフルエンザのより深刻な第2波の始まりの偶然の一致について、一部の専門家はインフルエンザウイルスが何かが原因で「スーパーインフルエンザ」に変化したのではないかと疑った。流行していた細菌性肺炎の特性にガスが影響を及ぼして、毒性をさらに強め、致命的にしたかもしれない。

　インフルエンザパンデミックは、西部戦線の両陣営の作戦に影響を及ぼした。多くの兵士がインフルエンザに感染したことによって、攻撃行動を延期しなければならなかった。事実上のドイツ戦争指導者ルーデンドルフ

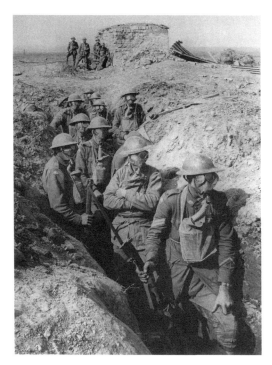

ガスマスクを着用している第一次世界大戦の兵士（フランク・ハーレー大尉による写真、パブリックドメイン）

将軍（General Lundendorff）は1918年の春季攻勢の失敗をインフルエンザの感染拡大のせいにした。活動的なアメリカ軍は西部戦線の連合軍の力を強めたが、ドイツ軍は再発するインフルエンザにより弱体化し続けた。近年、一部の軍事史家は、インフルエンザ流行がなければ、第一次世界大戦が1918年11月に終結しなかったかもしれず、連合軍の勝利で終わらなかったかもしれないとさえ示唆した。

恐ろしい報道の見出し

　1918年8月と9月にインフルエンザの深刻な第2波は、ヨーロッパと北米で急速に広がり、戦時中の海運によって南アフリカ、インド、南アメリカにも運ばれた。インドのボンベイは10月だけでインフルエンザによ

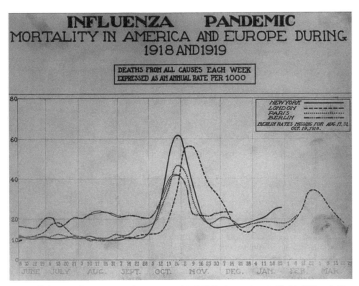

1918年と1919年のアメリカとヨーロッパにおけるインフルエンザパンデミックの死亡率（国立保健医療博物館提供の画像、パブリックドメイン）

り13,000人が死亡し、南アフリカ中央部のキンバリーでは5,000人の黒人鉱山労働者が死亡し、南西部の港湾都市ケープタウンでは約2,000人の白人が死亡した。またウィーンでは1週間で1,753人が死亡し、木製の棺が不足したため、犠牲者を紙袋に入れて埋葬しなければならなかった。ロンドンでは10月初旬に死者が1,600人を突破したという報告もあったが、ほとんどの大都市と同様に、最終的な死者数はもっと多かった。1918年10月から11月にかけて、世界中で何百万人もの人がインフルエンザや肺炎で死亡した。

オーストラリアの海上検疫

オーストラリアの保健当局は、このような海外報道に非常に懸念を抱いており、10月18日にインフルエンザを「危険な」病気のリストに追加した。これによって、保健当局はオーストラリアの港に到着した船を検疫

し、入港前に最大2週間待機たせる権限を持った。乗客は上陸して特別な施設に入れられ、熱がある場合は症状が和らぐまで隔離された。これらの乗客の中の数人が死亡した。

オーストラリアの海上検疫は厳格に施行され効果的であった。300隻以上の船舶が停泊させられ、乗客と乗組員を合わせて80,000人ほどが最大3週間隔離された。オーストラリアはパンデミックの第2波を免れた世界で唯一の国だった。たが、1919年に症状のより軽い第3波の被害を受けた。オーストラリアの1919年のインフルエンザの最終的な死者数は約12,000人であった。その人口の多さから見て、オーストラリアの死亡率はニュージーランドのそれよりも低かった。

なぜニュージーランドの保健当局はオーストラリアの先例に追従しなかったのか。1919年にエピデミック委員会（Epidemic Commission）に提出された説明によると、医師たちは10月に流行したインフルエンザと通常の季節性インフルエンザとの間の違いを見分けられなかった。この時期には死者も少なく、ほとんどの感染者がすぐに回復した。またニュージーランド経済は海上貿易に大きく依存しており、英国がニュージーランドからの食料供給に多くを依存していることを知っていた政府は、英国が所有する海運会社に干渉することに消極的だった。

第3章
ニュージーランドへのインフルエンザ感染拡大

国民として自分の義務を果たしなさい！

　1914年10月、第一次世界大戦中にニュージーランドの主要な遠征軍はオーストラリア軍との合同軍事訓練を行い、スエズ運河を守るためにエジプトに向けて出航した。トルコを戦争から追い出すために英国がエーゲ海に面したガリポリ半島に侵入することを決定すると、1915年4月25日にオーストラリアとニュージーランドの兵士は、より多数の英国軍兵士と一緒にそこに上陸した。ある郵便局員が、オーストラリアとニュージーランドの連合軍（Australia and New Zealand Army Corps）を表すために頭文字でアンザック（ANZAC）という言葉を作った。アンザックの日は、今でも両国で

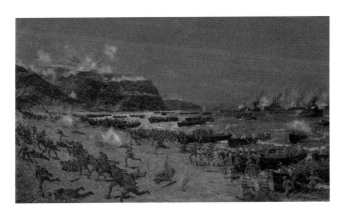

チャールズ・ディクソン作「1915年4月25日のガリポリ半島アンザック湾への連合軍の上陸」（ニュージーランド公文書館）

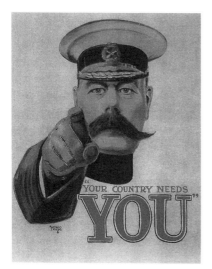 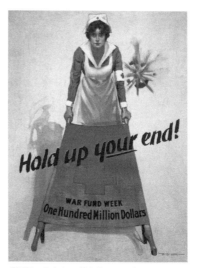

1915年の英国軍人キッチナーの兵士募集ポスター（アルフレッド・リーテ作『ロンドン・オピニオン』誌（1914年）から転載、パブリックドメイン）

「担架のそちらの端を持って！」アメリカの看護師募集ポスター（W. B. キングによるアメリカ赤十字社のポスター、パブリックドメイン）

毎年4月25日に祝われている。ガリポリ半島での戦いでトルコ人が自国オスマン帝国を防衛するために激しく応戦したため、軍事行動は完全な失敗となった。1915年12月にようやくアンザックの遠征軍はガリポリ半島から撤退した。

　戦争の残りの期間、ニュージーランドの兵士はフランスの西部戦線または地中海沿岸のパレスチナで戦った。ニュージーランド師団は、連合国側で最も指導力があり最も有能なものの一つだという評判を獲得した。1916年にこの師団は、最前線の英国軍の戦車と協働したが、西部戦線のフランス北部のソンム（Somme）の戦いとベルギー北西部のパッシェンデール（Passchendaele）の戦いという主要な戦闘で酷い敗北をした。

　これらの敗戦の後、援軍の徴兵を満たすのに十分な志願兵がいなかったため、兵士の募集率は下がり、ニュージーランド政府は最終的に徴兵制を導入しなければならなかった。好むと好まざるとにかかわらず、若くて健

康であるならば、戦争に行くように命じられた。ポスターや新聞の組織的な宣伝は、大英帝国の忠実な国民として「自分の義務を果たしなさい！」と呼びかけ、依然として男性に志願するよう促した。戦時中の自己犠牲のテーマは広く行き渡った。どんなに犠牲を払ってでも戦争に勝つために誰もが一生懸命に協力することが期待された。

　戦時中の組織的な宣伝活動は、インフルエンザパンデミックに対するニュージーランドの対応を理解する上で非常に重要である。戦争の4年間、国民は求められた時に奉仕することが彼らの義務であると信じるように洗脳された。兵士が戦場で命を落としている間、国民は文句を言わずに一生懸命働き、最善を尽くすことが期待された。人々は戦争努力のために一緒に働いて互いに助け合うように促された。このようにして、インフルエンザパンデミックの最中に、感染する危険があっても多くの人々がボランティアとして働いた。

マッセー首相は蒸気船ナイアガラ号に乗ってインフルエンザを持ち込んだのか？

　ニュージーランドのウィリアム（ビル）・ファーガソン・マッセー首相（William（Bill）Ferguson Massey）は、戦時連立政権の財務大臣ジョセフ・ウォード卿（Sir Joseph Ward）と一緒にロンドンでの帝国戦時内閣の会合を終えて帰国の途に就いた。彼らが乗った蒸気船ナイアガラ号は、ユニオン蒸気船会社の誇りであり、バンクーバーとシドニー間を航行していた。乗組員は254人、乗客は313人で、ほとんどがオーストラリア人だった。1918年9月下旬にナイアガラ号がバンクーバー港を離れた時、バンクーバーやサンフランシスコではインフルエンザ感染は見られなかった。パンデミックの深刻な第2波は、10月初旬までカナダ西部やカリフォルニア州に到達していなかった。船はホノルル港に寄港し、乗客は1日上陸したが、そこでもインフルエンザエピデミックはなかった。しかし、フィジーのスバ港（Suva）に到着する頃までに、83名の乗員が軽いインフルエンザで寝込んだ。船医も感染したため、乗客の中にいた2人の医者が船医の任務を引き継いだ。インフルエンザに感染した乗客はほんの一握りで、夕食後にコーヒーを給仕

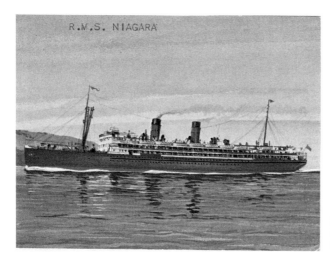

英国蒸気船ナイアガラ号（www.findboatpics.com.au より）

するのを手伝ったマッセー首相とウォード財務大臣をはじめ、何人かは給仕として奉仕することを志願した。

　オークランド港到着の3日前に、海上の船の病室にいる重症患者はまだ12名しかいなかった。乗組員のほとんどは回復していた。しかし、最も重症だった患者は、船の甲板で寝ると言い張った。彼は10月12日に船がオークランド港に到着する前日に死亡した。

　船長は無線でメッセージを保健省に送信し、「スペイン風邪」の患者が多数おり、25名の重症患者には病院の支援が必要であることを報告した。保健長官代理ジョセフ・フレングレー医師（Joseph Frengley）はオークランド地区保健官ヒューズ医師（Hughes）への通知で、すべての患者を隔離して、すべての乗客と乗組員に硫酸亜鉛を吸入させることを提案した。保健大臣ジョージ・ラッセル（George W. Russell）は、保健省の上級保健専門家であるロバート・マッギル医師（Robert Makgill）に相談した。するとマッギル医師は、インフルエンザウイルスがすでにニュージーランド全土に広がっているし、「通常の」インフルエンザのために船を隔離することは意味がないと指摘した。インフルエンザはニュージーランドで届け出が必要な危険な伝染病のリストに含まれていなかったため、船を検疫する理由が

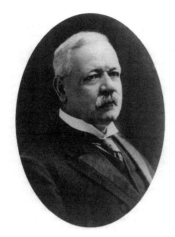

ジョージ・W・ラッセル保健大臣（1854-1937）　任期1915-19（カンタベリー博物館）

ないと彼は答えた。

　それにもかかわらず、ナイアガラ号が10月12日にオークランド港に停泊した時に、ラッセル保健大臣はオークランド地区保健官ヒューズ医師に命令して、バンクーバーを離れてからのインフルエンザの死亡例を報告し、その病気がニュージーランドですでに流行しているような「単なる」インフルエンザであるかどうかを確認するように求めた。医師たちは協議し、深刻な症例を再診断した。肺炎の兆候を示したのは2人だけだった。乗組員の半分は回復し、勤務に戻った。ほんの一握りの乗客だけがインフルエンザに感染したが、彼らは皆回復した。最悪の事態は終わったかのように見えた。

　オークランドの医師でもあった港湾保健官も、ナイアガラ号の症例とそれまでに陸上で治療していた症例との間に違いは見られないと発表した。

　そのため、ヒューズ医師は1人の死亡例を報告し、この病気を「単なる」インフルエンザだと発表した。直ちにラッセル保健大臣は、「船に入港許可が与えられる」と回答した。吸入スプレーが設置され、下船した乗

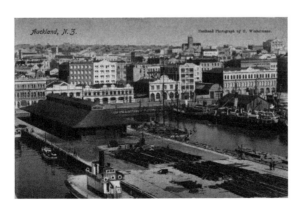

1910年頃のオークランドの波止場（アレクサンダー・ターンブル図書館）

第3章　ニュージーランドへのインフルエンザ感染拡大

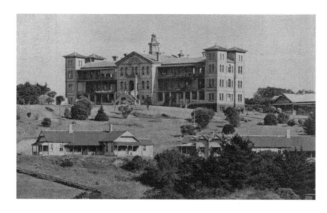

1910年頃のオークランド病院（アレクサンダー・ターンブル図書館）

客は上陸する前に硫酸亜鉛の気体を吸った。救急車がより深刻な患者をオークランド病院の隔離病棟に運び始めた。マッセー首相とウォード財務大臣は計画されていた市民の歓迎会をキャンセルし、ウェリントン行きの列車に乗った。

　その1週間後、2人の乗組員が彼らの看護を手伝っていた乗客と一緒にオークランド病院で死亡した。すでにオークランドでは他にもインフルエンザによる死者が十数人いたが、これらはナイアガラ号が到着するよりかなり前に肺炎にかかった人々だった。後にエピデミック委員会は、ナイアガラ号の少数のニュージーランド人乗客を追跡し、彼らが故郷に帰った時に地元で感染が拡大したかどうかを調べたが、何も見つからなかった。

　それでも、10月末に深刻な第2波が発生した時、人々は当然感染がナイアガラ号によって持ち込まれたと思い込んだ。マッセー首相の政敵、とくに1913年のストライキの時に馬に乗った特別警官（マッセー首相の「騎兵」）によって残酷に制圧された港湾労働者と労働組合員は、検疫を避けるために首相がコネを利用したという噂を広めた。これは真実ではなく、ウォード財務大臣は議会でその告発を激しく否定したが、多くの人々はインフルエンザで愛する人を失った後、スケープゴートを必要とし、そしてマッセー首相は明白な標的だった。オークランドのニュージーランド公文書館（Archives New Zealand）に保管されているエピデミックの記録には、あ

るボランティアによる次のような走り書きがある。「ビル・マッセー首相は、彼がニュージーランドに持ち込んだインフルエンザの被害に対して弁償しろ！」。

最近の研究調査によると、ナイアガラ号は、おそらくホノルルで、パンデミックの穏やかな第 1 波の最後尾を捕らえ、深刻な第 2 波の開始と同時にオークランド港に到着したことが示されている。船長がジャーナリストのスローガンである「スペイン風邪」という言葉を使用したことは、不必要に

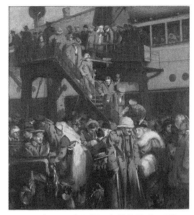

ニュージーランドに戻った兵士はパンデミックウイルスを持ち込んだ（W. A. ボウリング作の絵画「ガリポリからの帰郷」（ニュージーランド公文書館）

人々を騒がせた。今日、ナイアガラ号が悪性インフルエンザを持ち込んだ可能性は非常に低いと思われている。すべてのインフルエンザ患者が隔離病棟にいたのに、どうやってオークランドの他の地域にインフルエンザを広めることができただろうか。

10 月中旬にオークランド港に到着した他の船は、戦時中の検閲のために新聞に報道されなかった。10 月 11 日と 12 日に到着した 2 隻の軍用輸送船は、80 人の重症のインフルエンザ患者を乗せていた。船は、9 月にインフルエンザの深刻な第 2 波が広がり始めたイングランド南部の駐屯地から来た何百人もの兵士で混雑していた。彼らが新型のウイルスに感染していた可能性はより高く、それぞれの故郷に戻って、インフルエンザをニュージーランド中に拡散させた。

これは、11 月初旬にニュージーランド全土でインフルエンザの深刻な第 2 波がほぼ同時に発生したことの最良の説明だと思われる。ニュージーランド最大の都市オークランドは、帰国した兵士のほとんどが住んでいた場所であったため、最初の感染拡大が起こった。しかし、国内の効率的な鉄道網がすでに感染を広範囲に広げていた。

オークランドでの休戦祝賀によるパンデミック

　10月26日にオークランド病院は、28人の看護師がインフルエンザに感染したと報告し、10月30日に郵便局は330人のスタッフが欠勤したと報告した。オークランド地区保健官ヒューズ医師は後に、10月の最後の数日間が「感染爆発」の起点だったと指摘した。この時にインフルエンザは市中に広がり、同時にすべての家族が家に身を潜めた。11月1日にオークランド中央消防署は、25人の消防士のうち勤務しているのは3人だけだと報告した。残りはすべてインフルエンザで欠勤していた（驚くべきことに、オークランドでは消防隊員が不足していた10月20日から11月8日までの間に火災が報告されなかった）。

　交通機関も深刻な影響を受けて非常に乱れた。11月初旬にオークランドの鉄道列車のスタッフは200人不足し、市街電車のスタッフのほぼ半数が欠勤していたので、市街電車の運行を見合わせる必要があった。市の856人の港湾労働者の4分の3がインフルエンザに感染し、乗組員が不足していたために船が出航できなかった。市内のデボンポートフェリー会社は、スタッフが不足していただけでなく、乗客も少なかったため、3隻の船を停泊させたままだった。

**　モーリス・オキャラハンは、インフルエンザエピデミックの時にオークランド市のセントジョン救急救命協会のボランティアだった。彼は、被害を受けた二つの世帯で見たものについて次のように説明した。**

　私が訪問した家の一つはオークランド市のグレイリン地区（Grey Lynn）にあり、そこで3日前に亡くなった男性の遺体を見つけた。彼の遺体はベッドの上にあり、彼の妻は同じベッドに横たわっていた。彼女は死んでいなかったが、死んだ夫と一緒にベッドに横たわっていて起き上がれなかったという事実から判断して、彼女は精神がおかしくなっていた。その家は隣接する家から塀で仕切られていなかったし、隣人はその家に簡単に近づけたけれど、その家がこのような異常な状態だということを知らなかった。私たちは夫の遺体を埋葬し、その女性を市内のエイボンデール（Avondale）精神病院に入院させるため

> に保健当局に命令してもらわなければならなかった。ある夜にセントジョセフ（St Joseph）仮設病院で、ニューリン地区（New Lynn）に戻った帰還兵が重症だと言われた。私たちがそこに行ったところ、家が非常に不潔な状態で、すべてが汚れていた。男性は小さな部屋のベッドにいて、窓は閉まっており、その窓を普通のブラインドと古い袋2枚が覆っていた（訳者注：当時どの家庭にも袋に入った暖房用石炭があった。この家庭では普通のブラインドが買えず、古い袋を代用していたと思われる）。ベッドは非常に汚く、シーツも毛布も枕カバーもなかった。帰る時に私たちは別の部屋を覗いてみた。そこには、子ども用ベッドに高熱で横たわっている小さな女の子がいた。彼女の横にはダブルベッドがあり、そこに母親が寝ていた。彼女も重症で、3歳から6歳までの3人の子どもそこにいた。
>
> エピデミック委員会（1919）

　労働者は病気になったり、家族を看護するために家にいたりしたので、事務所や工場は閉鎖され、オークランドはすぐに静かな人気のない通りと閉店中の店だけで、ゴーストタウンのようになった。11月の最初の2週間、ニュージーランド最大の都市は事実上封鎖された。商取引、貿易、製造業はすべて深刻な麻痺状態になった。市の経済生活は一時的に中断された。

　医師や看護師がパンデミックの最初の矢面に立たされた一方で、他の人々は助けを切望しており、救援活動を調整するために何らかの中央組織が必要なことが明らかになった。その指揮は、オークランドの精力的なジェームズ・ヘンリー・ガンソン（James Henry Gunson）市長によって行われた。彼は10月31日に市庁舎で公開会議を招集し、何をすべきかを決定した。その結果、赤十字社とセントジョン救急救命協会の代表者をはじめ、一流のビジネスマン、労働組合役員を含む市民委員会が誕生した。陸軍医療隊の助言により、市は22の地区に分割され、各地区には、住民が深刻な事態を報告したり、支援を申請したりできる独自の救援拠点を設けた。オークランドのさまざまな地方自治区議会（borough councils）は、地元の救援委員会のためのボランティアを新聞で募った。申し出た人々の多くは、学校の委員会・理事会や戦時中の募金活動などですでにお互いを知り

合っていた。

　市庁舎の中央救援拠点には、すぐに都心部から緊急の支援要請が殺到した。最初の5日間で1,900件、11月7日だけでも680件の要請があった。市内各地からインフルエンザの重症者がオークランド病院に送られ、オークランド病院はすぐにどうしようもないほどの過密状態になった。11月5日のガイフォークスの日（Guy Fawkes Day：英国由来の伝統的火祭り）に、市民委員会は主要地区の救援拠点のスタッフとその電話番号のリストを発行したが、「市民は最大限の自助努力を求められている」という賢明なアドバイスを追加した。それは、彼らの隣人を助けることも意味した。

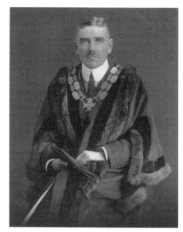

ジェームズ・ヘンリー・ガンソン（James Henry Gunson）（1877-1963）。オークランド市長　任期1915-25（アレクサンダー・ターンブル図書館）

グレース・スチュアートは、インフルエンザエピデミックの間、オークランド市のパパクラ地区（Papakura）に住んでいた。

　私の父、私、そして私の双子の姉妹がインフルエンザに感染した。母は私たち全員を看護したが感染しなかった。その時私は17歳ぐらいだった。それまで、私はとても健康であり丈夫で、頭痛が何であるかさえ知らなかった。私自身、いつもの健康を取り戻すことはなかった。私は6週間ベッドに寝込んでいた。指と爪が真っ黒になった。私の舌は0.5インチの厚さの菌状腫で覆われた。それをこすり落とし、毎朝口をすすいだ。全身の痛みは耐え難かった。双子の1人は非常にひどい鼻血が出た。医者はそれが彼女の命を救ったと言った。

グレース・スチュアートからの著者への手紙、1981年7月11日

　オークランドのガンソン市長はウェリントンにある保健省に政府の支援を求める緊急要請を送り、海上検疫を提案したが、ジョージ・ラッセル保健大臣は、インフルエンザが全国ですでに流行しているため、船の検疫に

は意味がないと答えた。保健大臣は、流行が悪化した場合にのみ、インフルエンザを届け出るべき病気にすると考えた。オークランドの市民委員会は、この役に立たない「最も不十分な」保健大臣の回答にうんざりした。

しかし、オークランド地区保健官ヒューズ医師は、軍医が支援をするように保健省に要請しており、保健長官代理フレングレー医師に直ちにオークランド市を視察するように促した。フレングレー医師は11月3日に列車でオークランド市に到着し、彼に付き添っていた3人の陸軍医師は、地元の医師が病気になった地域を支援するために即座に派遣された。

フレングレー医師は彼が見たものに愕然とした。これは、ラッセル保健大臣が想定していたような「通常の」インフルエンザエピデミックではなかった。子どもたちはほとんど免疫があるように見えたのに対して、何百人もの健康な成人が突然倒れ、感染者は地元の委員会が対処できないほどの速さで増加していた。オークランドでの社会生活の麻痺は、フレングレー医師に深い印象を与え、彼はその夜に保健大臣に電報を送り、オークランドに来て自分の目で確かめるように伝えた。

アルバート通り（Albert Street）にある保健省のオークランド事務局に硫

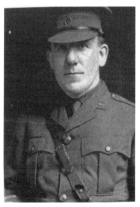

ジョセフ・フレングレー医師（Dr Joseph Frengley）（1873-1926）。1918年に保健責任者代理を務めた（F. S. マクリーン、『健康への挑戦：ニュージーランドにおける公衆衛生の歴史』ウェリントン政府印刷局、1964年、193頁）

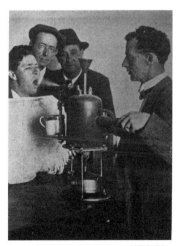

オークランド初の吸入スプレー（著者蔵）

酸亜鉛の吸入スプレーが設置されると、すぐに不安な市民の群衆がそこを取り囲んだ。初日の午後、300人以上が吸入スプレーを受けた。2番目の吸入スプレーは市内の旧軍事訓練施設（Old Drill Hall）に設置され、他のスプレーは相次いで市庁舎、駅、貿易会館、およびすべての地方自治区議会の事務局に設置された。

ラッセル保健大臣は11月5日にオークランドに到着し、過密状態の病院と忙しい救援施設を視察した。翌日、彼はインフルエンザを通知すべき感染症と宣言する特別官報を発行した。これにより、地方の保健当局は、1908年の公衆衛生法の第8条に基づいて緊急措置を講じ、病気のさらなる拡大を防ぐことがやっとできるようになった。オークランドの市民委員会が抜本的な行動を求めた1週間前にこの措置が講じられなかったのは残念だった。貴重な時間が失われた。

エバ・ノブスは、エピデミックの間、オークランド市の中心部に住んでいた。

私にとって、それは1918年11月初旬のある晩の日曜学校のコンサートから始まった。コンサートに参加する私たちを父がエスコートしてくれた時に、そこに咳をする人がたくさんいた。私たちが家に帰る時に、父はそのことについて話した。彼は非常に深刻な様子で、あまり具合が良くないと言った。数日以内に家族全員がほぼ同時に病気になった。ある朝、私はとても不安な気持ちで目が覚め、大量の鼻血が出たが、すぐに良くなった。それは幸運だった。なぜなら両親は非常に具合が悪く、影響を受けなかったのは祖父、3歳の妹、生まれたばかりの男の子、そして私だけだった。当時私は11歳だった。私の家族は7人の子どもがいて、寝室が二つある1907年に建てられた家に住んでいた。もちろん、非水洗式の野外のトイレは家から離れた敷地の低い場所にあった。私はすべての便器を空にしなければならず、匂いのため息を止めなければならなかった。

とうとう数日後に、隣人が私たちの様子を見に来た。彼女は天国から来た天使のようだった。彼女はスープとカスタードを持ってきて、私の可哀想な病気の家族を私が作った不味い飲食物から救ってくれた。それから、道の向こう側から20歳ぐらいの少女が、私の両親の

世話をするためにやって来た。両親は高熱にうなされて精神が錯乱していたので、少女は彼らの体をスポンジで拭いてくれた。私は日用品を買うために道を急いで行ったが、食料雑貨店は私たちに配慮して、取り置きしておいてくれた。私はまた、薬とアスピリンを買うために薬局に行った。薬剤師は青ざめていて病気に見えた。

　私の家族は全員回復した。1人の姉は髪の毛が全部抜けてしまい、禿げ頭になってしまった。しかし、再び髪は非常に急速に伸びた。多くの人がこのような経験をした。私たちが知っている女の子は、以前の長い真っすぐな髪の代わりに、たくさんの巻き毛が伸びてきた。それは酷い時期だった。私は荷馬車が無地の木製の棺を墓地に運んでいるのを見た。私たちの周りのいくつかの家族は親を失ったが、年少の子どもたちは病気の影響をそれほど酷く受けていないようだった。インフルエンザの本当の英雄は、危険を冒して感染した家族を助けた隣人であり、ある人々は他の人々を助けるために自分の命を犠牲にした。

エバ・ノブスからの著者への手紙、1981年8月7日

　フレングレー医師（Frengley）は、すべての公会堂、映画館、ビリヤード場、娯楽施設の閉鎖を直ちに命じた。群衆による感染の拡大を防ぐために、競馬会を含むあらゆる種類の集会がキャンセルされた。オークランド教育委員会の地区のすべての学校は11月7日に閉鎖され、翌年1月まで閉校のままだった。何千人ものオークランドの子どもたちにとって、夏休みは早く来た。しかし、彼らの多くは、酷い病気の両親や兄弟の世話をするのに忙しかった。

　戦争の終結が待ち望まれていた。ブルガリアは10月2日に降伏し、オーストリアは休戦条件を要求し、ドイツの戦争指導者ルーデンドルフ将軍（Ludendorff）は10月27日に辞任した。トルコは11月1日に休戦協定に署

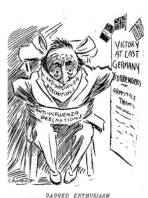

『NZオブザーバー』誌の風刺漫画。オークランド市での休戦を祝うパレードを妨げたインフルエンザ対策の規制を風刺した漫画（オークランドは、1919年7月にようやく平和パレードを開催した）

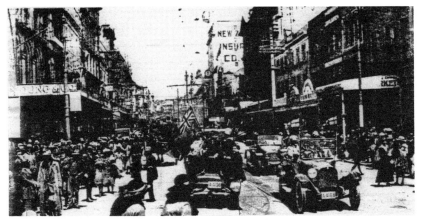
オークランドのクイーン通りでの早まった休戦祝い（Weekly News）

名し、続いてオーストリアが11月4日に休戦協定に署名した。ドイツが降伏するのは時間の問題だった。11月8日、ドイツの休戦を発表するアメリカの通信社からの電報がニュージーランドに届いた。それは間違いであり、すぐに訂正されたが、『ニュージーランドヘラルド新聞』はオークランドのクイーン通り（Queen Street）の本社の正面の看板に誤った休戦ニュースを掲げたので、そこから噂が山火事のように広まった。郊外に向かう市街電車が鐘を鳴らし、人々は祝賀のために街に足を踏み入れ始めた。

　ある証人は、次のように記憶している。「オークランドは狂喜した。ベル、サイレン、叫び、歓声、陽気な大騒ぎ！　見知らぬ人がお互いに抱き合っていた。私はオークランド市でそのような群衆の喜びに溢れた狂乱を以前に目撃したことはなかった」と。

　クイーン通りは人々で混み合い、旗で飾られた自動車が警笛を鳴らした。しかし、その日が経過しても公式の休戦確認の知らせが来なかった。落胆した人々は家に帰るか、最寄りのパブに向かった。午後半ばまでに、市内のすべてのパブが人でいっぱいになった。このため午後4時30分に警察の巡査が、パブをすぐに閉鎖するか、さもなければ起訴される恐れがあることをパブの主人に知らせた。フレングレー医師は、彼の特別な権威

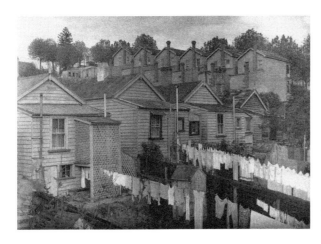

オークランドのスラム街
(オークランド市立図書館)

を使って営業時間を制限した。何年にもわたるキャンペーンで禁酒運動が達成できなかったことを、インフルエンザパンデミックが一気に達成した。

　後にエピデミック委員会は、これらの時期尚早の休戦祝賀がオークランドでの感染の急速な拡大に拍車をかけたと結論づけた。しかし、市の死亡率のピークは、ほんの数日後の11月12日だった。これは、最大の拡散点がその1週間以上前に到達していたことを意味する。フレングレー医師は、本当の休戦協定のニュースが続いて来た時に、オークランドは同じ愚かな過ちを繰り返すべきではないと主張し、公式の祝賀を禁止した。1918年11月にニュージーランドの他の多くの町で行われた祝いの演説とパレードは、オークランドでは1919年半ばまで延期された。

　全国の新聞は、オークランドのエピデミックについての恐ろしい話をすばやく増刷した。たとえば、家族全員が病気になり、食事を準備して病人を看護できる人が誰もいないという酷い苦境にある多くの世帯について語る救援隊員の話を伝えた。しかし、読者は、これらが孤立した事件なのか、多くの典型的な事例の無作為な例なのかを判断する方法がなかった。11月初旬の新聞は、在宅看護に関する保健省からの助言や吸入スプレー設置場や救援拠点についての通知、ボランティア支援への協力要請など、

感染に関連する項目で溢れていたが、死者数は掲載しなかった。これは、保健大臣がパニックや警戒心を引き起こす可能性があることを恐れて、死亡統計を出すことを禁止したためだった。彼の禁止は反対の効果をもたらした。公式数字がない中で、かえって噂と憶測が乱れ飛び、11月初旬にオークランドを襲った耐え難い恐怖が増すことになった。人々は、死者数は実際よりもはるかに多いと考えた。市は行き詰まった。多くの店や工場が閉鎖され、公共交通機関は最小限に抑えられ、病院は重篤な肺炎患者で酷い過密状態になった。

急速な感染拡大

　オークランドが11月初旬にインフルエンザによる最悪の死亡事例に対処するのに苦闘していた時に、パンデミックはニュージーランドの他の地域全体でも人命を奪い始めていた。頻繁な定期的な沿岸輸送と非常に効率的な鉄道網は、帰還兵がオークランドに到着した直後にインフルエンザウイルスの新株を全国の各地に運んだことを意味した。

　悲劇的で皮肉なことに、フランスでの戦争の恐怖を生き延びた兵士の何人かは、故郷に帰ってからインフルエンザに感染して死亡した。他の兵士は、故郷に帰った時に、親または兄弟、叔父またはいとこが、いわゆる「スペイン風邪」で死亡したことを知った。これは彼ら兵士たちが望んでいた楽しい帰郷には程遠かった。

　多数のインフルエンザの死者を出した最初のクラスターは、10月下旬にウェリントンとクライストチャーチで発生し、それはオークランドでの死亡率のピークのかなり前だった。11月4日、北島北部のファンガレイ（Whangarei）、北島中東部のギズボーン（Gisborne）とネーピア（Napier）、南島中西部のホキティカ（Hokitika）、南島南東部のダニーデン（Dunedin）などの遠く離れた場所でパンデミックによる最初の死者が発生した。さらに翌週、さまざまな地方の田舎町でインフルエンザによる死者が出た。

　1918年には、鉄道が長距離輸送の主な手段だった。自動車はまだ少なく、田舎道は旧式で、冬は泥だらけになり、夏はほこりっぽくて穴が開

いていた。鉄道の車両に数時間座った人々は、インフルエンザウイルスの1人の保菌者によって簡単に感染させられる可能性があった。

たとえば、北島中央部の『タウマルヌイ新聞』(Taumarunui Press)は、地元の人々のグループが10月下旬に北島南部のパーマストンノース市から帰る列車に乗り合わせ、数日以内に全員が

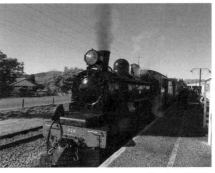

ノースカンタベリーのグレンマーク駅にある蒸気機関車A428型。1918年の典型的なニュージーランド国有鉄道（著者の写真）

インフルエンザにかかり、さらに家族にも感染したと報道した。彼らはタウマルヌイでの最初のインフルエンザの重症患者だった。しかし、彼らはオークランドではなく、南に240km離れたパーマストンノースでウイルスに感染した。

ニュージーランドでの1918年のインフルエンザの拡散パターンは、このような奇妙なことに満ちている。全体のパターンは北から南だったが、地域によって大きなばらつきがあった。港が最初に感染する可能性が高く、より大きな町が感染する可能性があった。その後、それはより小さな中心地に広がり、最終的には地方に広がった。それはすべて、輸送機関の頻度とさまざまなルートで移動する人々の数によっていた。

メアリー・ブースは、インフルエンザがやってきた時、北島南部のワイララパ地方（Wairarapa）のマスタートン（Masterton）近くの酪農場に住んでいた。

私の兄弟は成長して結婚し、1人は戦争に行った。私は末っ子で、赤ちゃんの頃に母が亡くなったので、父と姉と私だけが家に残された。家の中でインフルエンザに感染したのは私だけで、とても具合が悪かった。頭が腫れたようで鼻が詰まり、酷い頭痛がして、熱が出て大量の汗をかいた。私のベッドのシーツはびしょ濡れになり、その結果

第3章　ニュージーランドへのインフルエンザ感染拡大

マットレスまで湿ってしまった。私は2週間本当に具合が悪かったが、ある日突然鼻血が出て、それがずっと続いていくようだった。鼻血は洗面器を満たした。その後、私はすぐに回復していき、1週間以内に元気になった。しかし、私にはまるで力がなく、その後クリスマスまでの数週間、子猫のように弱く感じた。

　その時に義理の姉が車を運転して、マオリの村に生活物資、おもにパンとスープを持っていった。私の記憶では、私たちはスープをたくさん作った。それは彼らが摂取できるすべてだった。村の事情は衝撃的だった。彼らは次々と1人か2人、あるいは家族全員が死んでいた。

メアリー・ブースからの著者への手紙、1981年9月4日

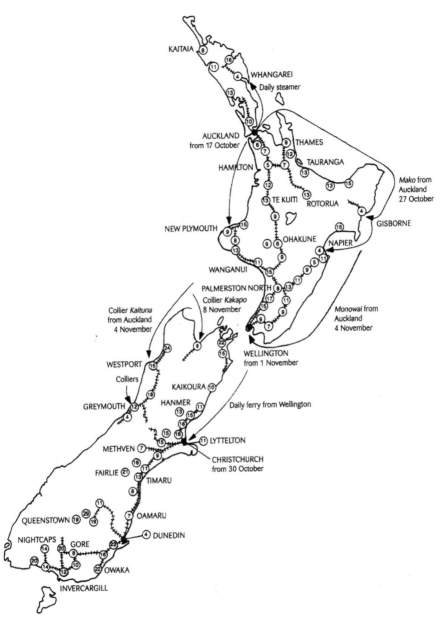

ニュージーランドでの流行病による最初の死亡の日付を示す地図。数字は 11 月の日付。

第 3 章　ニュージーランドへのインフルエンザ感染拡大

平和の祝賀と感染拡大

　11月12日に休戦協定のニュースが公式に発表されるまでに、ほとんどのニュージーランドの町や都市はパンデミックに完全に襲われていた。しかし、多くの場所で平和の祝賀が行われた。なぜなら人々が何週間も前からパレードやスピーチの準備をしていたからである。南島のサウスカンタベリー地方のテムーカ（Temuka）はその良い例である。教会の鐘の響きは、祝賀の始まりを知らせた。店舗は直ちに閉まり、人々はまるでクリスマスのように握手し、抱き合い、笑いながら大通りに群がった。市長は郵便局の階段から簡単なスピーチをし、パレードが午後2時に始まると発表した。町に来た田舎の人々は、いつもは落ち着いている市民が派手な衣装を着たり、赤、白、青の吹き流しで飾って浮かれ騒いだりしているのを見た。装飾された自動車や荷馬車には、旗を振って歓声を上げる若者のグループが乗っていた。2台の荷馬車が、戦車と戦艦を描いた練り物になっていた。最後にすべての群衆が、スピーチと賛美歌のために市営公園に集まった。

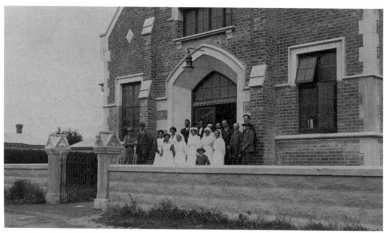

1918年11月に仮設病院として使用されたテムーカ長老派教会の日曜学校（写真提供：ダニーデン市のステラ・ミルス夫人）

皮肉なことに、その同じ朝、インフルエンザに対する予防策と大勢の群衆に対する警告の電報が保健省から届いた。インフルエンザが「ばい菌」や細菌によって引き起こされると信じたので、地方自治区議会は主要道路に消毒剤を噴霧するように命じた。しかし、それはその日の午後のパレードの前に道路の埃を鎮めるだけで、感染を防ぐには役に立たなかった。テムーカ町の唯一の開業医であるジョン・ヘイスティングス医師（John Hastings）はすでにインフルエンザに感染していたが、妻のバイオレット（Violet）も資格のある医師であり、彼が回復するまで彼の職務を引き継いだ。

　南島最大の都市であるクライストチャーチでは、カンタベリー地方の農業牧畜祭（Agriculture ＆ Pastoral Show）と主要な競馬会が行われた。毎年11月のカーニバル週間に何百人もの人々がクライストチャーチにやって来ており、1918年も例外ではなかった。ウェリントンからも多くの人々が競馬会のために連絡船で来たが、ほとんどの人はカンタベリー地方の農家だった。それは彼らの年末年始であり、クライストチャーチのホテルと下宿はカーニバル週間にはいつも満室だった。11月9日のアディントン競

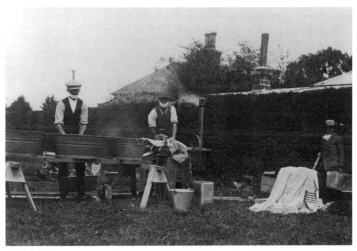

南島南東部のテムーカのインフルエンザ仮設病院でマスクを着用して洗濯をしているボランティア（写真提供：ダニーデン市のステラ・ミルス夫人）

馬会に行った証人は、人々が倒れ、セントジョン救急車で病院に運ばれるのを見たことを思い出した。それは午前中にカンタベリー地方の北西風の吹く暑い日だったが、その日の午後からは南西風に天候が変わり、冷たい雨の降る寒冷前線をもたらした。市内のリンカーン通り（Lincoln Road）で薄い夏服を着て市街電車を待っていた女性は雨でびしょ濡れになり、後に数人の生存者がその日にインフルエンザに感染したことを思い出した。

第4章

インフルエンザの感染拡大にともなう支援の組織化

ブロック制、救援拠点、仮設病院

　パンデミックに対するオークランドの対応策は、ニュージーランドの他の地域全体でも受け継がれた。ラッセル保健大臣は11月12日に地方自治区（borough）と郡（county）の議会に緊急電報を送り、救援組織に関する現実的で包括的な計画を打ち出し、地方の保健当局にすべての権限を与えた。町は「ブロック」という地区に分割され、それぞれに救援拠点が設けられ、市民はそこで支援を求めることができた。ボランティア団体は、近隣の人たちを戸別訪問して、肺炎の重症患者を救援拠点に報告した。救援拠点の電話は救急車を呼ぶために使用され、商業用バンを救急車として使用することが要請されることが多かった。また、他のバンやトラックは死体安置所や墓地に遺体を運ぶために使用された。

　ニュージーランドでは、第一次世界大戦で戦うため、兵士だけでなく、病人や負傷者の世話をする何百人もの優秀な医師や看護師を派遣した。そのため1918年11月には、ニュージーランドの985人の公認医師のほぼ3分の1が海外にいた。パンデミックに対処できる国内に残った医師のうち、14人がインフルエンザで死亡した。同様に、公認看護師の4分の1は海外にいて、国内に残った1,675人のうち、37人がパンデミックによって死亡した。1,000人あたり21人という医療関係者の死亡率は、インフルエンザの流行中に駐屯地にいた兵士のそれと同じくらい高い数字だっ

た。医師や看護師は、まるでインフルエンザパンデミックとの戦いで最前線に立つ部隊のようだった。

看護師不足はインフルエンザが発生した時に、多くの病院が人手不足に陥ったことを意味した。1918年当時、公立病院はニュージーランド全土に広く分布し、合計4,000床が利用可能だったが、ほとんどの病院は田舎町や地方の中心地を診療対象とする小規模なものだった。そのため、同年11月に病棟に殺到した多数の肺炎患者に対処するためのスタッフや専門的な設備が不足していた。

医師は、自分の患者をあちこちに訪問して時間と労力を無駄にするのではなく、ブロックに所属するように奨励されたが、医師によっては、自分の担当以外の患者の診療を拒否したり、診療する前に報酬を要求する人もいた。経験豊富な看護師への

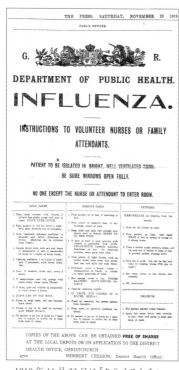

1918年11月23日に『クライストチャーチ・プレス』に掲載された保健局からの公式インフルエンザ告示。インフルエンザ患者の自宅看護に関する詳細な指示が記されている。

呼びかけはある程度の効果をもたらしたが、多くはすでに自分の家族や隣人の世話で精一杯だった。

公立病院は過密状態で人手が不足していたため、パンデミックの期間中、学校や教会のホールに仮設病院を開設することになった。陸軍と病院理事会はベッドや毛布などを提供し、仮設病院にスタッフを配置するため、さらに多くのボランティアを募集した。仮設病院では多くの死者が出ており、善意のあるボランティアが錯乱した肺炎患者をスポンジで洗ったり抑えたりするのに苦闘していた。インフルエンザの患者は大量に汗をかき、シーツはすぐにびしょ濡れになるので、洗濯が大変だった。高熱の患

者は脱水症状の危険があったが、すべてのボランティアが患者に水分を補うことの重要性を理解していたわけではなかった。

　仮設病院は、意外な場所に設置された。競馬場のスタンドの下にある食堂は、スペースが広く、台所とトイレの設備が整っていたため、理想的だった。北島中東部のヘイスティングス（Hastings）、南島北西部のリーフトン（Reefton）、南島南部のゴア（Gore）などの町は、そうしたインフルエンザの仮設病院の良い実例がある。南島中東部のテムーカ（Temuka）では、長老派の日曜学校のホールがパケハ（ヨーロッパ系の人）専用に改築され、マオリの患者のための小さな病院が英国国教会のホールに開設された。一方、北島中央部のタウマルヌイ（Taumarunui）では、セントラルホテルを病院として利用し、マオリとパケハなどが一緒に入院させられた。

> 南島南部のゴア（Gore）では、インフルエンザの患者が自宅から仮設病院に救急車で運ばれていた。ところが、その患者が、自分はどこに連れて行かれているのかと尋ねると、答えは「競馬場のスタンドの下に仮設病院が設置されている」というものだった。彼はこれに腰を抜かし、「私は今までその競馬場で勝ったことがない！」と言って、家に連れ帰って欲しいと言い張った。しかし、彼は運良く生き残った患者の1人だった。
>
> 　　　　　　アレックス・ディッキー、著者とのインタビュー、1982年2月

首都ウェリントンの危機

　ニュージーランドの首都ウェリントンは政府の所在地であり、大規模で近代的な病院があり、人口に対する医師の比率が高く、保健省の本部があったため、公衆衛生上の緊急事態に備えて最善の準備ができていたはずだった。しかし実際は1918年のインフルエンザの渦中にあって最良の場所ではなかった。

　保健省の要人とウェリントンの医師の多くがいち早くインフルエンザに感染してしまい、さらに政策論争が効果的な救援組織を確立するのを遅らせた。小さな田舎町が当面の間封鎖することを宣言して店舗や会社のス

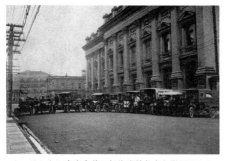
ウェリントン市庁舎前の伝染病救急車と徴用された車（*NZ Free Lance*, 1918 年 12 月 5 日）

タッフをボランティアとして救援拠点やパトロールに参加させたのとは異なり、ウェリントンは公式に「ビジネスのために開放」されたままだった。その結果、ウェリントンでの救援活動は、ボランティアの慢性的な人員不足に苦しんだ。

戦争のため、ウェリントン市内は短期の訪問者で賑わっていた。国の二つの最大の駐屯地であるトレンサム（Trentham）とフェザーストン（Featherston）が郊外にあり、多くの兵士の妻やその家族が訓練中の兵士の近くにいて、彼らが海外に向けて出兵する際に見送るためにウェリントンに来ていた。しばしばホテルや下宿は満室で大混雑していた。

オードリー・ドラモンドは、ウェリントンの下宿先でインフルエンザ患者の看護を手伝った。

父がウェリントン近郊のフェザーストン（Featherston）駐屯地にいる間、私たちはウェリントン市内のテラス通りにあるワンルームを借りていた。私はウェリントンでの休戦の祝いをよく覚えている。ある日、街は賑わい、ごった返した。その後、すべての大人がインフルエンザに感染したようだった。そして市内のウィンザーホテルから棺桶が運び出されているのを見たことを覚えている。私たちのアパート式の下宿では、女性のオーナーと 12 歳と 11 歳の 2 人の女の子（1 人は私）だけで、13 人の患者を看護した。私たちは、6 ヵ月の赤ちゃんと車椅子の病弱な女性の世話もした。私たちは 1 人も命を失うことがなかったが、近隣では家族全員が死亡したという噂を聞いた。

ある夜、私たち女の子 2 人は、ホルマリンのスプレーを吸いに出掛け、市庁舎からレモンをもらってきた。途中、民家を通りかかり、葬儀屋が棺桶に入った遺体を運び出す間、私たちは二度ほど立ち止まった。

私たちの患者の何人かは全体的に茶色や青ではなく、煙のように黒

くなった。何人かは 3 週間そのような感じだった。飲み込むことができた人には、水とレモン水または牛肉スープを飲ませたが、食べ物は与えられなかった。意識が無い人には浣腸をしなければならなかった。今になって、それは水分を補うためだったことに気づいた。医者は、時間がある時に往診に来て、私たちは医者に教えてもらったように最善を尽くし患者の世話をした。多くの人が行き届いた環境の病院で亡くなったのに、なぜ私たちの患者全員が生き残ったのかとよく不思議に思う。

　私たちは家事も、殺菌や消毒もしなかった。患者に水分を与え、トイレに行かせ、時間がある時に顔と手を洗ってあげた。彼らは重症だったが、私たちが彼らのためにできることは他にほとんどなかった。それは普通のインフルエンザというよりは疫病のようだった。

オードリー・ドラモンドからの著者への手紙、1981 年 7 月 9 日

　10 月中旬、他の国々ではインフルエンザによる死亡率が高いという憂慮すべきニュースが新聞に掲載された。ウェリントンのジョン・ピアス・ルーク市長（John Pearce Luke）は保健省と病院当局に予防策を提案するように働きかけたが、丁寧に、しかしキッパリと「余計なお世話だ」と言われ、彼は非常に驚いた。市長の唯一の義務は、街を清潔に保つことであり、公衆衛生に脅威を与えるようなことがあれば、彼らがそれに対処すると市長に言った。

**　アルフレッド・ホロウズはニュージーランド陸軍医療部隊の看護兵で、ウェリントンのアベル・スミス通り（Abel Smith Street）にある仮設病院を援助することになった。**

　インフルエンザエピデミックの最盛期には、男性病棟の 60 人の患者に対し、私たち看護兵はわずか 4 人だった。女性病棟には 30 人の患者と、3 人のボランティア救護部隊の若い女性がいた。幸運にも、退職した看護師が看護部隊を落ち着かせ、面倒をみてくれた。高熱、体温、脈拍などを 30 分ごとに記録したが、ほとんどの場合、体温を下げるために使ったものはスポンジだけだった。私たちが持っていた薬は、アスピリン、ジギタリス、モルヒネのみだった。かなりの数の患者が回復し、約 1 週間で退院の準備ができたが、回復しなかった者

は次第に昏睡状態に陥り、通常 5 日から 10 日以内に死亡した。そのうち大量出血をして亡くなった者も少なくない。

　遺体安置所は（仮設病院の）玄関の正面右側にある紳士用のクロークルームにあり、中央広間から遮断されていた。遺体はベッドシーツにくるまれ、シーツの縁が顔にかぶせられ、安全ピンで名前と住所を示すラベルが付けられた。その後、遺体は「遺体安置所」に運ばれ、葬儀屋が引き取りに来るまでずらりと列に並べられた。部屋全体がホルマリンの匂いで充満していた。何年も経った今でも、その匂いを嗅ぐとシーツに包まれた遺体の列を思い出す。

　私たちはあまりに忙しくて、日々の死者の数が分からなくなるほどだったが、時々息抜きに外に出て少し散歩をすることもあった。私は平日の午後 2 時頃にウェリントン市内の真ん中に立ってみたが、人影はなく、市街電車は走っておらず、店も開いておらず、唯一走っているものといえば大きな赤十字が描かれた白いシートを横にくくりつけた救急車や霊柩車のようなバンだった。それはまさに「死者の街」だった。

アルフレッド・ホロウズ、リチャード・コリアーへの手紙、1972 年

　今にして思えば、保健省と病院当局のルーク市長に対する態度は危険な独り善がりだった。なぜなら保健官や医師が通常業務に従事していることを前提にしていたからだ。実際、11 月初旬に地区の保健官や病院長がインフルエンザに感染したのだ。病院理事長のヘンリー・ボールドウィン（Henry Baldwin）は、後にエピデミック委員会に「ウェリントンは責任者が誰もいないことで酷く不利な条件を負っていた」と伝えた。

　11 月 13 日に開かれたウェリントンのインフルエンザのために組織された公開会議は、労働党議員と市の保守派指導者との間の政治的な見解の相違により、参加者が少なかった。会議は白熱し、明確な行動指針が見いだせないまま、混乱に陥った。急進派の労働党議員ピーター・フレイザー（Peter Fraser）とハリー・ホランド（Harry Holland）は、政府の介入に基づき、渡航制限、薬局の規制、食料と医薬品の無料提供など、包括的な計画を求めていた。これらの提案は「社会主義だ！」という怒りに満ちた不平を引き起こした。その場にいたほとんどの人が、労働党の穏健派リーダーで弁

護士のアルフレッド・ハインドマーシュ（Alfred Hindmarsh）がインフルエンザに感染していることを知っていた。彼らは、彼がその同じ日に死んだことを後で聞いた。

　ついにルーク市長はウェリントン市民自警団委員長に選出され、あらゆる方面に支援を呼びかけた。その後、フレイザー（Fraser）とホランド（Holland）が、2人の聖職者を含む10人の都市の名士とともにメンバーとして選出された。その中には、すでに自分たちの住んでいる地域でパトロールや委員会を組織して忙しくしている人もいた。オークランドのブロック制にならって16の地区が指定され、学校を救援拠点とすることが提案された。ハタイタイ地区（Hataitai）とアイランドベイ地区（Island Bay）の委員会は、電話機があった地元のボウリングクラブの建物に救援拠点をすでに設置していた。中央の救援拠点は市庁舎内にあり、ルーク市長が統括した。市長は市庁舎の講堂を仮設病院として申し出たが、彼が二次情報で聞いたところでは、保健省はその代わりにセントパトリック・カレッジ（St Patrick's College）を選び、軍にベッドと毛布を提供するように要請したとのことだった。その後数日間で、さらにアベル・スミス通り（Abel Smith Street）のホールや船員福祉施設（Seamen's Mission）とともに、五つの学校が仮設病院として定められた。

　ウェリントン港に停泊中の船舶に多くのインフルエンザ患者がいたため、沿岸の蒸気船タカプナ号を利用して、クイーンズ波止場に仮設病院を開設した。このような仮設病院をすべて整備するのは大変な仕事だった。他のエピデミック救援者からの賛辞の中で、メジャー・ギブス（Major Gibbs）とメジャー・マクリステル（Major McCristell）の2人の名前が際立っていた。後者はトレンサム駐屯地（Trentham Camp）の補給係将校で、後に「我らのナポレオン」と呼ばれた。政府の備蓄品には適切な機材がたくさんあり、彼は事務処理を切り抜けて、素早く仮設病院を完全に装備した。

　ウェリントンの深刻な医師不足は、残りの医師たちがブロック制を拒否したことにより、さらに深刻なものとなった。11月18日に開かれた会議では、医師たちは原則として各ブロックに割り当てられることに基本的に同意したが、どこにいても自分の患者を往診できる権利を留保していた

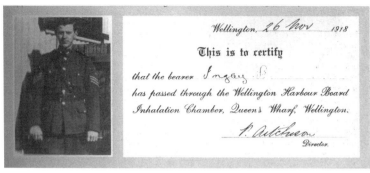

バート・イングレイ氏と彼の吸入証明書、1918年11月26日（筆者蔵）

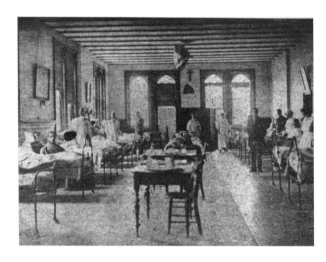

1918年のインフルエンザ流行中のウェリントンのセント・パトリック・カレッジのインフルエンザ仮設病棟（*NZ Free Lance*、1918年12月19日）

め、この制度の趣旨を否定することになってしまった。その後も、事態が好転することはなかった。医師の人数は、病気や死によってどんどん減っていった。たとえば、アッパーウィリス通り（Upper Willis Street）の医師マシュー・ホームズ（Matthew Holmes）は11月15日に亡くなり、港湾保健官（Port Health Officer）の医師ヘンリー・ポレン（Henry Pollen）は11月23日に亡くなった。

　ボランティア不足で過労気味の委員会は、街の一部で元気な若い男女がテニスに興じているのを見て呆気にとられた。また、ラッセル保健大臣が

ホテルのバーを閉鎖しないことに失望した。そこには、仕事の後に男たちが集まり、感染を広めていた。保健大臣は、すべてのブロック委員会からの全会一致の要求がなければ動かない、と述べた。すると禁酒運動家は、パブを営業させろという醸造所からの圧力に屈したとして大臣を非難した。この時ばかりは大臣も自分の所属する保健省と歩調を合わせるのを止めた。主任細菌学者ロバート・マッギル医師（Robert Makgill）が、ウェリントンの地区保健官であるワット医師（Watt）の後任として軍隊から派遣され、早速11月18日からすべてのバー、醸造所、酒類販売店の閉鎖を命じた。

オークランドと同様に、救援隊員はウェリントン市中心部の一部、とくにソーンドン地区（Thorndon）、ティナコリ通り（Tinakori Road）、テアロの平坦な湿地（Te Aro flat）の安価な貸家と見られるスラムのような住宅街に愕然とした。酷い過密状態と湿気の多い老朽化した住宅街は、ウェリントンのエピデミック死亡率が最も高い地域だった。たとえば、市内のマーティン広場（Martin Square）では、一つの小さなブロック内の別々の住居で6人も死亡した。

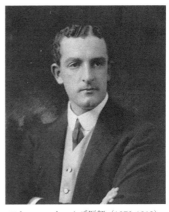

マシュー・ホームズ医師（1879-1918）。1914年の開戦時に志願した彼は、サモア、ガリポリ、エジプト、フランスで奉仕し、ニュージーランド医療隊で中佐まで昇進した。妻と娘2人を残して39歳で亡くなった（写真提供：Capital and Coast Health Board）

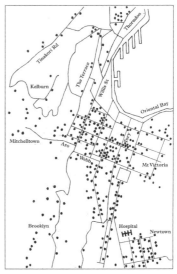

ウェリントン中心部のインフルエンザ犠牲者の住居を示す地図。ほとんどがさまざまな仮設病院で死亡した

第4章　インフルエンザの感染拡大にともなう支援の組織化　　67

医師はまだ酒類の処方箋にサインしていたが、一般の人々はどこで処方箋を手に入れることができたのだろうか？　ウェリントン市のルーク市長は禁酒運動のリーダー的存在だったが、医師の処方箋により少量のウイスキーまたはブランデーが提供される「市庁舎のバー（Town Hall Bar）」を取り締まることに同意した。

　ある日、希望を抱いた酒飲みが市庁舎のバーやって来てブランデーのボトルを一本くれと頼んだ。「酒類の処方箋はあるの？」と市長が尋ねた。「ここに持っていないけれど、すぐに医者からもらえる」「君の掛かりつけの医者は誰？」「ドクター○○○」「ちょっと待って。たまたま彼なら市庁舎の私のオフィスにいるから連れて来るよ」。市長が医者と一緒に再び現れるまでに、厚かましい奴は逃げていた（訳者注：20世紀に入ってから、禁酒運動家たちは飲酒を禁じるように法律を変えて欲しいと政府に圧力をかけていた。しかし、国会での投票で、最終的にcountyという地方自治体レベルの判断に任せるという結果になった。そのため飲酒禁止になった自治体もあれば、そのまま禁じていないところもあった。第一次世界大戦が始まると、家庭レベルでの経済節約を促すために、全国のパブ・ホテルなどが午後6時に閉店するように命じられた。さらに1918年のインフルエンザパンデミックになると、全国のパブ・ホテルに対して完全に臨時閉店することが命じられた。しかし、医師によっては、酒類が治療薬になると判断する人もいた。政府もそういう事情を認めて、一般人が酒類を手に入れる手段として、公認医薬品貯蔵庫（official medicine depot）に酒類を在庫させた。パブなどが臨時閉店している間、人々は医師から処方箋という許可書をもらい、それによって酒類と交換できた）。

J. ケリー、リチャード・コリアーへの手紙、1972年

ウェリントンのデビッド・ロイド・クレイ（David Lloyd Clay）医師は、1890年のインフルエンザパンデミックの時に英国のマンチェスターで医学生だった。その時期は、犠牲者のほとんどが高齢者で合併症もあまりなかった。

　しかし、この1918年のインフルエンザは臨床的にかなり異なっているように見えた。患者は初期に苦痛の兆候を示した。24〜36時間以内に重篤で憂慮すべき症状が現れ、頭痛は強烈だった。精神錯乱は穏やかな場合もあれば、激しい場合もあり、またある時はほぼ錯乱状

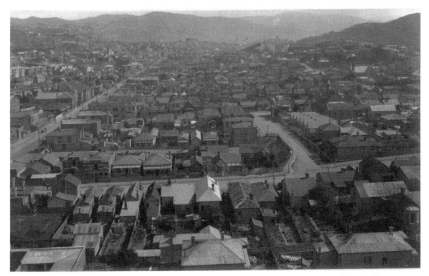

ニュータウン地区。1918年のインフルエンザでウェリントンで最も大きな被害を受けた郊外の一つ。小さな区画と小さな木造家屋が見られる（アレクサンダー・ターンブル図書館）

態のような場合もあった。患者は胸に耐え難い痛みを覚えた。患者の間でよく言われたのは、「先生、私は体内から内臓をえぐり取られた！」という訴えだった。男性も、とくに重症の場合、痛みでうなされた。体温が約40度まで上昇し、咳が酷くなると、鼻や肺、時には直腸から出血し始めた。

　患者は肺に影響が出る大分前から体が青くなり始めた。血液細胞が早くからこの青い毒素に冒されていることが示すものは、患者が空気中の酸素を取り込めなくなったことだ。酸素を吸引しても、肺に酸素を取り込むことができなかったため、病状は改善しなかった。一部の患者は症状がそれ以上悪化せず、その段階で小康状態となり、彼らの多くはゆっくりと回復していった。

　他の人たちはどんどん病状が悪化した。肋膜炎が酷くなり、顔色が悪くなり、咳が激しくなり、脈が速くなったり不規則になったりした。精神錯乱が酷くなることもあれば、収まることもあった。非常に青白くても、痛みがほとんどなくなることもあった。彼らは敗血症の最終段階に苦しんでおり、それは残念ながら長い間続いた。このような場合、死亡率が非常に高かった。

> ウェリントンでインフルエンザが発生してから4日目、私は22時間休みなく働き続け、その日は152軒の家を訪れ、150マイルを移動した。そして平均して1軒に2人の感染者がいることが分かった。
>
> デビッド・ロイド・クレイ、エピデミック委員会への証言（1919）

南島の都市

　南島の主要都市クライストチャーチとダニーデンには、1918年のインフルエンザに対応するための「早期警告」と「優れた組織」という二つの特長があった。両市とも有能で活動的な地区保健官がいて、医療サービスはウェリントンよりもはるかに一元化されていた。両市とも、オークランドやウェリントンに比べて被害は非常に少なかった。それは、10月のインフルエンザの第1波が穏やかで、それが南島の諸都市で広範囲に広がったおかげで、第2波での罹病率が低かったことも一因であった可能性がある。

　クライストチャーチ市当局は事前にインフルエンザについて協議し、厳しい波がオークランド市を襲った時の対策について議論していた。カンタベリー地方の地区保健官である医師ハーバート・チェッソン（Herbert Chesson）は、北島からフェリーで到着した乗客のため、1台の小型吸入スプレーを市の港であるリッテルトン（Lyttelton）に送った。それは彼の独断で行われた。彼はまた、ウェリントンから公式の指示が届く数日前に、学校と映画館の閉鎖を命じた。彼は働く男性が病気の家族のために薬を買うことができるように、薬局に営業時間を夜まで延長するように依頼した。ダニーデンの保健官である医師アーウィン・ファリス（Irwin Faris）も同様の措置を講じ、全生徒が毎日のうがいを習慣化することを学校の校長に求めた。11月8日に彼は旧中央郵便局に吸入スプレーを設置し、それを列車に乗ってウェリントンから戻ってきたばかりのオタゴ地方の予備兵に使った。

　両都市では、インフルエンザとの戦いで他にも強力な指導者が出現した。ヘンリー・ホランド（Henry Holland）市長はクライストチャーチ市民

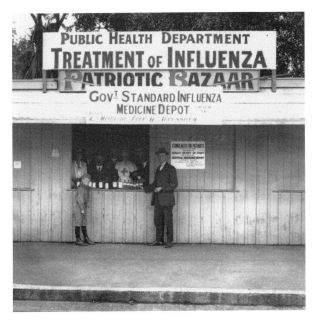

1918年12月4日、クライストチャーチの大聖堂広場にある中央医療拠点。かつての愛国慈善市は、急遽、政府の標準的な咳止め薬と、感染症からの回復者のためのアルコール飲料の倉庫に改造された。左がボーイスカウト、右がガリポリ帰還兵(アレクサンダー・ターンブル図書館)

委員会を率い、ウェリントンで起こった政治的混乱を避けるように気を配った。クライストチャーチには、ニュージーランド初の地域看護計画の創設者シビラ・モード看護師(Sibylla Maude)もいた。彼女は、ボランティアとして大聖堂広場(Cathedral Square)にある赤十字社の隣の中央看護局を運営していた。当局にはすぐに電話が殺到した。彼女の評判を聞いて直接話したいという人が多かった。カンタベリー自動車協会は、2台のセント・ジョン救急車を補充するために運転手と車を募集し、ボーイスカウトはメッセージの伝達と医薬品の配布に参加した。商用バンは救急車として使うように命じられ、それによって死亡率のピーク時に棺桶を墓地に運んだ。

ダニーデンには、セント・ピーター

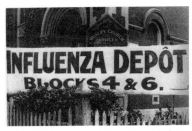

クライストチャーチのウェスリアン教会にあるインフルエンザ救援拠点(ブリテンデン/カンタベリー歴史協会コレクション、カンタベリー博物館)

第4章 インフルエンザの感染拡大にともなう支援の組織化

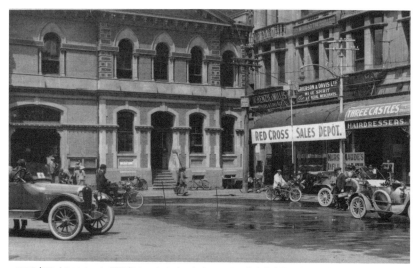

1918年のインフルエンザ流行中のクライストチャーチの大聖堂広場にあった赤十字の救援拠点。道路には消毒液が散布されている（アレクサンダー・ターンブル図書館）

ズ教会の牧師であり、赤十字とセント・ジョン救急救命協会双方の地方会長であるブライアン・キング大聖堂参事会員（Canon Bryan King）がいた。彼はソーシャルワーカーとして有名であり、並外れた実行力で定評があった。彼のお陰で保健大臣の電報が届く頃には、ダニーデンはすでに組織化されていた。彼は後に、1918年のインフルエンザの際のダニーデンの主任組織者（chief organiser）としての優れた業績に対して大英帝国勲章（OBE=Order of the British Empire）を授与された。

　オークランドとウェリントンは仮設病院を設置し、保健省は南部の都市にも同様の処置をするように促した。しかし地区保健官のチェッソン医師（Chesson）はクライストチャーチ病院に重症患者を集めることを希望し、その医局長であるウォルター・フォックス医師（Walter Fox）も彼に同意した。チェッソン医師は、多忙な一般開業医がたまに訪れるだけの学校や教会のホールを、訓練を受けていないボランティアたちが自主管理するよりも、彼らを経験豊富な医師や看護師の監督下に置くほうが良いと主張した。彼はまた、回復期の患者を市内のアディントン（Addington）競馬場

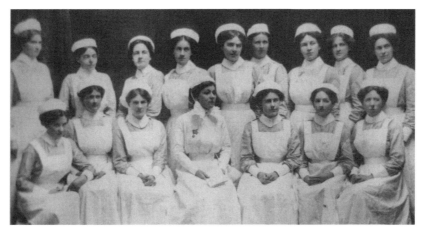

クライストチャーチ病院の看護師たち（1917年頃）。中央がローズ・ミューア看護師長。スタッフ看護師のグレース・ベスウィック（後列右端）とヒルダ・フッカー看護師はインフルエンザで死亡した（ノースカンタベリー病院委員会の写真）

に集めた。そこでは、喫茶店が十分なキッチンとトイレ設備を備えた広々とした明るい病院に変えられた。主要な病院が満床になると、オックスフォード・テラス（Oxford Terrace）にある近くのロイヤルホテルが、病院の看護師とボランティアが常駐する補助病棟に改築された。

当時は抗生物質が発見される前であったため、肺炎が重症化しても、発熱を抑えて水分を補給するためにスポンジを使う以外に、ほとんど手立てはなかった。発熱を抑えるためにアスピリンが広く使用されていたが、大量に投与すると胃を傷める可能性があった。現在でも、抗生物質がなければ、

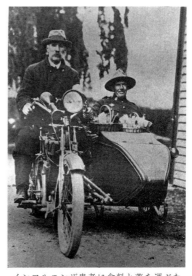

インフルエンザ患者に食料と薬を運ぶためにバイクのサイドカーに乗った帰還兵（Weekly Press）

第4章　インフルエンザの感染拡大にともなう支援の組織化

肺炎患者の半数が死亡してしまう。クライストチャーチ病院は、市内の深刻な肺炎患者すべてを受け入れ、手厚い看護のみで3分の2の患者を救った。しかし、2人の看護師グレース・ベズウィック（Grace Beswisk）とヒルダ・フッカー（Hilda Hooker）、そして人気のあった医学研修生オーブリー・ショート（Aubrey Short）がインフルエンザで亡くなった。

　ウェリントンと異なり、南島の都市にはボランティアが不足していなかった。セント・ジョン救急救命協会は、1885年の設立以来、クライストチャーチで数百人の女性に応急処置の訓練をし、そのうち200人がクライストチャーチ病院でボランティアとして手伝っていた。セント・ジョン協会は毎日無料の応急処置教室を開催し、おもにブロックの救援拠点に所属するボランティアを中心に、600人以上の人々が在宅看護の基本を学んだ。これらの看護講座によって多くの命が救われたと思われる。

　　クライストチャーチ病院でインフルエンザが流行していたある夜、疲れ果てた医学研修生が半分眠りながら患者の体温を測り、心音を聴くために回診していた。ある老婦人のベッドサイドを離れるために立ち上がった時、彼は聴診器が引っ張られるのを感じ、それが婦人の胸にくっついているのに気付き、それで彼は急に目覚めた！　彼女は彼に向かって顔をほころばせ、「風邪に効くので胸に糖蜜を塗っておいたのよ」と説明した。

　　　　　　　　ウィニフレッド・ポラード、リチャード・コリアーへの手紙、1972年

壊滅的な被害を受けたマオリの地域社会

　ニュージーランドでの1918年のインフルエンザパンデミックの最も大きな特徴は、ヨーロッパ系の人と先住民マオリの死亡率の差だった。マオリはヨーロッパ系の人よりもインフルエンザで死亡する可能性が7倍高かった。最近の調査によると、公式の記録では、マオリの死者数は非常に少なく、半分は登録されていないことが明らかになった。公式の死亡記録自体でさえ、登録されたマオリの死者の総数ではなかった。12月31日までに登録された死者を数えるために派遣された国勢調査統計局の職員は、

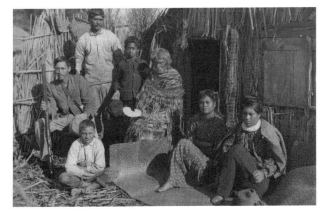

1900年頃の身元不明のマオリ人の家族。場所は不明。年配の男性だけが民族衣装を着ている。1918年のインフルエンザで、おもに若年層が死亡したため、このようなマオリの家族は崩壊することが多かった（アレクサンダー・ターンブル図書館）

ほとんどのマオリが遠く隔たった農村集落に住んでいることを思いつかなかったようだ。パンデミックによって引き起こされた混乱によって、1919年初頭までインフルエンザによるマオリ人の死者は報告されなかった。

新聞は別の統計を明らかにした。インフルエンザの最中に遠隔地の集落を訪れた救援隊や警察官はマオリの死者を報告し、しばしば名前のリストをそれに付け加えた。実際、マオリの死者数は、そうした地域で登録された死者数を上回っていることがほとんどだった。部族によっては、戦時中の徴兵に対する抗議の一環として、エピデミックの死者を登録することを拒否した。とくに北島中央部のワイカト地方（Waikato）では、死者の登録数は少なく、新聞の報道も不十分であり、インフルエンザによる死亡率がどれほど高いかをまったく示していない。

登録されたマオリの死者数と、新聞で報告された未登録の死者数を組み合わせると、インフルエンザによるマオリの死者数は合計2,160人になる。しかし、この数字が少な過ぎることは、ほぼ間違いない。北島北部のノースランド地方や北島中央部のワイカト地方などでは、登録も報告もされていない死者がおそらくさらに数百人いたと思われる。実際の死者数は2,500人に及ぶ可能性がある。

1918年に推定された51,000人のマオリの人口に対して、修正された2,160人のインフルエンザ死者数は、1,000人あたり42.3人、つまり4％

強の死亡率となる。しかし、さらに数百人の未登録および未報告の死者を考慮に入れると、総計 2,500 人の死者数となり、ほぼ 5％の死亡率になる。

　なぜマオリは 1918 年のパンデミックでそのような大きな損失を被ったのか？　ほとんどのポリネシア人がそうであるように、マオリもヨーロッパ系の人より呼吸器疾患になりやすいからだった。1937 年までのインフルエンザと肺炎によるマオリの死亡率は、通常、パケハ（ヨーロッパ系の人）の人口の 4 〜 5 倍だった。1918 年のパンデミックの際に駐屯地にいたマオリの兵士は、呼吸器系の原因による致死率が 10％で、非マオリの 2 倍だった。

　1918 年のマオリの住民は、小さな集落や農場に散在しており、多くの場合、都市や町から離れていた。これは、彼らがおもに都市にいるパケハの住民の中での毎冬の風邪やインフルエンザの通常の周期を逃していたことを意味した。軽度のウイルス感染に絶えずさらされるため、町の住民は新しい感染に対する一般的な免疫力が高まり、農村地方の住民よりも「丈夫」になったように思われる。第一次世界大戦の駐屯地では、健康的なアウトドアライフに慣れていた頑強そうな農場の若者の方が、都市のスラム居住者よりも風邪やインフルエンザにかかる可能性がはるかに高かった。

　1918 年のインフルエンザは突然、マオリの人々を不規則に襲った。北島の東海岸の医療関係者は、11 月の波の死亡率が予想よりも低かったと報告した。それは、おそらくパンデミックの穏やかな第 1 波の感染が、9 月に多くの集落で起こったためだった。その時にインフルエンザに感染したマオリは、厳しい第 2 波に対する免疫を獲得したようだった。このパターンは、北島のワイカト地方とベイ・オブ・プレンティ地方（Bay of Plenty）にある他の集落でも繰り返された。しかし、ほとんどの場所では厳しい第 2 波が突然襲ったので、地域社会は準備ができていなかった。保健省は 11 月初旬にマオリ語で何千冊ものパンフレットを印刷し、インフルエンザと肺炎の患者の看護についての助言を用意したが、その配布は遅く、不定期だった。いくつかのパンフレットは、厳しい波が収まってからずっと後に目的地に届いた。

ファンガヌイ（Whanganui）のすぐ南にある北島の西海岸で、中年のマオリの説教者タフポーティキ・ウィレム・ラータナ（Tahupōtiki Wiremu Rātana）は、1918年11月にインフルエンザから回復している時に、彼を「神様の代弁者（mangai）」に任命するという声が聞こえたと語った。別の幻覚で、彼の目の前に天使が現れ、人々を恐怖と迷信の道から離れるように導き、そしてその任務のために身体と精神を癒す力を神から彼に与えられたというお告げがあったことを伝えた。

ラータナは病人を癒し始め、驚くべき成功を収めた。たとえば、足が不自由な人々は杖を捨てることができた。この新しい信仰の癒し手、または「奇跡を起こすマオリ人」に関する新聞報道は、彼の農場内の家屋から坂道を降りたところにある小さな鉄道駅に、巡礼者と訪問者の流れを引き付けた。2年の間に小さな町が生まれ、数回の全国ツアーの後、ラータナは2,000人以上を癒したと主張した。彼がマオリの伝統医学であるトフンガ（tohunga）を拒絶したことは、1918年のインフルエンザのマオリの生存者からの後押しを受け、1925年に正式にラータナの教会が設立された。教会の政治的影響は、議会のマオリ議席の四つすべてがラータナの信奉者によって占められた1943年までに明らかになった。

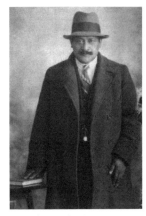

タフポーティキ・ウィレム・ラータナ（Tahupotiki Wiremu Ratana, 1870-1939）。マオリの宗教指導者、信仰療法士。1918年のインフルエンザパンデミック流行時に癒しの伝道を開始した（アレクサンダー・ターンブル図書館）

G. W. Rice, *Black November: The 1918 influenza pandemic in New Zealand* (2nd ed, Christchurch, Canterbury University Press, 2005), p.168.

マオリの対応は、住居の状態、栄養、被害を受けた大人の数によってさまざまだった。数人の大人が病人を看護する体制ができている所はどこでも、命は救われた。しかしすべての大人が病気になり、子どもたちが何をすべきか分からなかった村では、死者数が多くなる危険があった。イグサで建てられた伝統的なマオリの家ファレ（whare）で家族全員が一緒に床に寝るマオリは、感染の広がりを増やし、暖かい室内から寒い屋外に移動する時に肺炎の危険が高まった。

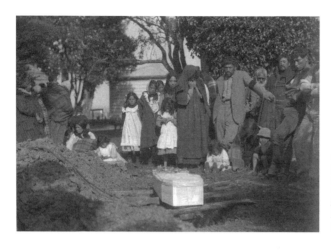

マオリの子どものタンギ（葬式）。場所は不明。この光景は1918年のインフルエンザの際、多くの場所で繰り返されたと思われる（アレクサンダー・ターンブル図書館）

　伝統的なマオリの食事は、おもに便利なヨーロッパの食品、とくにトウモロコシ、ジャガイモ、砂糖、小麦粉、缶詰食品に取って代わられ、炭水化物が多く、タンパク質とビタミンが少ない食事になっていた。土地と伝統的な食料源の喪失はほとんどのマオリを貧しくし、インフルエンザの流行が、食料と現金が不足していた多くの村を襲った。救援隊員は、マオリの集落における住居の意外な清潔さと食料不足についてしばしば語った。

　多くの場所で、1918年のインフルエンザに対するマオリの反応は、病気と超自然についての根深い宗教的信念に基づいていた。伝統的なマオリ社会では、事故、高齢、または戦争によらない死はマークツ（mākutu）、すなわち敵によって送られた黒魔術の呪いのせいにされることがあった。それは「宿命論」、つまり生きる意志を失うことにつ

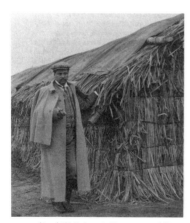

1918年、伝統的なラウポ・ウェア（葦でできたマオリの住居）の近くに立つ先住民問題担当大臣マウイ・ポマレ医師。このような湿気の多い過密な住居のため、マオリは1918年のインフルエンザにとくに感染されやすくなっていた（アレクサンダー・ターンブル図書館）

ながった。救援隊員の報告で繰り返される記述は次のとおりだった。「彼らはただ壁に顔を向けて死んだ」。

マオリの伝統継承者を抑制するトーフンガ禁止条例（Tohunga Suppression Act, 1907）の後、伝統的なマオリの聖職者や精神的および医学的問題の専門家は、遠隔地でのみ発見されることになった。彼らの治療は、祈りによる精神的なものか、ハーブ療法を使用した実践的なものかだった。しかし、喘息と咳のハーブ療法は、インフルエンザと肺炎の重症者にはわずかな効果しかなかった。彼らの治療法のいくつかは、1918年には非常に危険だった。熱のある患者は少なくとも30分間ワイタプ（Wai Tapu）という神聖な池の中に座るように言われた。肺炎の場合、それは通常は致命的だった。

町の救援委員会がパケハの被害者に対処し、ボランティアを派遣して最寄りの柵で囲まれたパー（pā）と呼ばれるマオリの要塞やカインガ（kainga）と呼ばれる集落を視察しようと考えた頃には、近くに住んでいたマオリにもすでに死者が出ていた。ボランティアは死者の埋葬を手伝った後、食べ物と薬を持ってきた。あるマオリ地区では、政府の保健検査官であるF. G. ウェイン（F. G. Wayne）が、アスピリンが高熱を下げるのに最適であることに気づき、マオリ人の患者の多くを救った。その後、彼は洗礼式のパーティーに招待され、そこで赤ちゃんが「アスピリンウェイン」と名づけられたことを知って驚いたそうだ。

マオリの集落でのエピデミックに関する新聞記事のほとんどは、伝統的なマオリ文化を知らないか、または思いやりのないジャーナリストによって書かれた。彼らの記述は注意深く読む必要がある。残念ながら、新聞記事以外に書面による記録は、近年の高齢の生存者へのインタビューや地区の看護師や教師の回想録を除いて、何が起こったのかを伝えるものはほとんどない。

1918年のパンデミックにより、一般的に行われていたマオリ式の葬儀であるタンギ（tangi）が中断された。インフルエンザの犠牲者の迅速な埋葬の命令によって、親戚や友人が最後の敬意を払うための「遺体の一般公開」という伝統的な方法の期間を切り詰めることになった。さらに11月

7日からマオリによる旅行が政府によって禁止された。なぜなら保健省は、大勢の会葬者が感染のある地区から別の地区に病気を広めるのではないかと恐れた。しかし、パケハによる旅行には制限はなかった。当然マオリはこれらの制限を人種差別と見なした。

北島マオリの議員タウレカレカ・ヘナーレ（Taurekareka Henare）は、妻のヘラ（Hera）をインフルエンザで亡くした。そして故郷の北島北部のモタタウ地域（Motatau）での精力的なエピデミック救援活動の後、ウェリントンの議会の任務に戻る時に、地区保健官の署名による許可書を提出するまで、オークランド駅で乗車を拒否

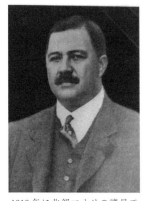

1918年に北部マオリの議員であったタウレカレカ（タウ）・ヘナレは、インフルエンザパンデミックの流行で妻ヘラを亡くした（アレクサンダー・ターンブル図書館）

された。この事件は抗議を引き起こし、マオリに対する旅行制限は緩和されたが、その間に最悪のパンデミックは終わった。

タンギの禁止は数週間続いたが、一部の地域では意図的に無視されて行われた。北島中東部のギスボーン（Gisborne）近くのマヌトゥケ集落（Manutuke）では、保健検査官がタンギに集まった300人の会葬者を解散させ、すぐに故人の遺体を埋葬することを命じた。新聞編集者は、エピデミックの規制へのマオリの抵抗をすぐさま非難し、タンギを控えることを要求した。一部の病院は、マオリのインフルエンザ患者が地元の納税者ではないという軽薄な理由のみで入院を拒否した。一方、北島北部のテムズ（Thames）の床屋たちは、感染者のいる居住地から来たかもしれないという理由でマオリの客を拒否した。

1918年のインフルエンザは、マオリとパケハの人種間でも大きな試練だった。それは無関心から相互の懸念に至るまで、多種多様な反応を生み出し、通常は表面下で保たれている人種的な緊張と摩擦を明確にした。保健省はマオリの集落を援助するために多大な努力を払い、軍医と医学生を最悪の影響を受けた地域に割り当てたけれど、ほとんどのマオリは、故意ではなかったとしても、パケハに無視され、軽視されていると感じた。し

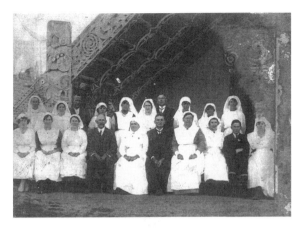

北島中央部のキングカントリー地方のテ・クイティ村のマオリのパー（柵で囲まれた要塞）でボランティアと看護師が活躍している（Weekly News）

かしマオリが住んでいる地域を故意に無視した訳ではなく、それはむしろ偶発的で一時的なものが多かった。

　1920 年にピーター・バック医師（Peter Buck, Te Rangi Hiroa）は、1918 年のインフルエンザが、19 世紀初頭のマスケット戦争（訳者注：マスケット戦争は、マスケット銃伝来後の北島マオリ間の抗争のこと）以来、マオリにとって「最も深刻な打撃」であったと宣言した。ヨーロッパ人の入植が始まってから人口が減少し、1896 年の国勢調査で最低の 40,000 人弱に達した後、マオリの人口は 1918 年までゆっくりと、しかし着実に回復していた。人口の約 20 分の 1 が亡くなり、その多くが若いマオリだったため、国勢調査間の通常の増加を一掃してしまったようで、20〜29 歳の女性の出生率が急激に低下した。

　死者数と死亡率の面で、1918 年のインフルエンザは間違いなく主要な出来事だったが、マスケット戦争以来マオリが被った最悪のエピデミックではなかった。1854 年のハシカの大流行により、約 4,000 人のマオリが死亡し、1,000 人あたり約 80 人の死亡率だった。結核や赤痢などの非流行性疾患も、19 世紀後半のマオリの人口減少の一因となっていた。

　しかし、マオリの人口はすぐに 1918 年のインフルエンザから立ち直った。それ以来、すべての国勢調査でマオリの数が着実かつ途切れることなく増加し、2013 年には 60 万人近くに達した。この増加の一部は、パンデ

ミックの損失を取り戻したいという自然な願望によるものだが、1920年以降に再編された保健省の新しいマオリの衛生部門も貢献した。マオリの集落の住宅環境、衛生設備、給水設備を改善し、別のエピデミックの危険を減らし、呼吸器疾患による死亡率を下げるために、多大な努力が歴代の政府によって行われた。現在もマオリの健康状態は、多くの指標でパケハに遅れをとっているが、1918年以降大幅に改善した。

西サモア

　西サモアは、1918年のインフルエンザで世界で最も影響を受けた地域の一つだった。人口の90％が感染し、8,500人が死亡したと推定されている。それは総人口の5分の1である。対照的に、米領サモア（東サモア）の総督は危険が去るまで船を近づけることを拒否したため、死者は出なかった。それは、1918年のインフルエンザ流行中の海上封鎖による検疫の最も成功した例だった。

　第一次世界大戦の開始時にサモアでは、ニュージーランド軍がドイツの総督から権力を奪い取り、1918年にはロバート・ローガン大佐（Robert Logan）を行政官として依然として軍事政権下にあった。不運なことに、西サモアの首都アピア市（Apia）の港湾保健官代理は、11月初旬に南洋の商船タルネ（Talune）号がフィジーから到着した時に、オークランドでのインフルエンザエピデミックについて聞かされていなかった。彼は6名のインフルエンザの重症者を含むすべての乗客を上陸させた。そのうちの2人は数日以内に死亡し、1週間後、インフルエンザは人口の多いウポル島（Upolu）で「驚くべき速さ」で広がり、西方にあるより大きなサバイイ島（Savai'i）に達した。

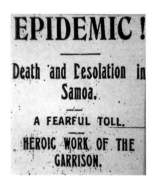

1918年の西サモアでのインフルエンザエピデミックについての新聞見出し

　サモア駐屯中のニュージーランド兵は、体力の限界まで病人の看護を手伝った。ローガ

ン大佐は食糧の配給を組織化し、死者の埋葬を手伝った。しかし、米領サモアの総督が 11 月 20 日にアピア市のアメリカ領事館に連絡し、海上検疫について説明し、支援を提供しようとした時に、ローガン大佐は、ニュージーランドの行政官である彼に申し出が行われなかったことに腹を立て、米領サモアとの無線通信を停止した。米領サモアの米海軍病院には、3 人の医師と訓練を

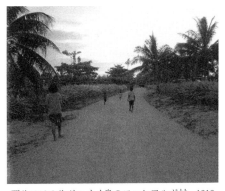

西サモアのサヴァイイ島のファレアルポ村。1918 年のインフルエンザでは、このような道路に死体が並んでいた（Teinesavaii, Wikimedia Commons、パブリックドメイン）

受けた多くの看護兵がいた。たとえ彼らが西サモアに手を貸したとしても、西サモアの死者数に何らかの違いをもたらしたかどうかは疑問だが、ローガン大佐が彼らの援助の申し出を受け入れなかったという事実は残っている。

　ジョン・ライアン・マクレーン（John Ryan McLane）による最近の調査によると、インフルエンザの死者による西サモアの農業の混乱は非常に深刻であり、1919 年のパンデミックに続いて大飢饉が発生し、二つの災害による死者の合計はインフルエンザ流行前のサモアの人口の 4 分の 1 または 3 分の 1 であった可能性がある。災害の体験者は、死体が道路の脇に横たわり、深い穴に積み上げられているのを見たことを回想している。それらの集団墓地は今でも西サモアの聖地となっている。

第5章

病人とその家族の世話

弱者に食べさせる：無料食堂と食料医薬品の配布

　ニュージーランドのエピデミック委員会が予想していなかった最大の問題の一つは、インフルエンザで倒れた多くの人々に食べさせることだった。回復中の患者のほとんどは1週間から2週間はベッドから起き上がることができず、家族の食事はもちろん、自分たち自身の食事も作ることができなかった。失業手当がなかった当時、仕事に行けない男性は給料を受け取れず、家族に食べ物を買う余裕がなかった。一部の人々は隣人や親戚によって助けられていたが、多くの人々はそのような支援を受けられ

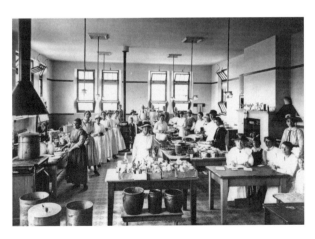

クライストチャーチのシデナム手工訓練センターの伝染病患者のための無料食堂（C. ベケン氏による写真提供、カンタベリー博物館）

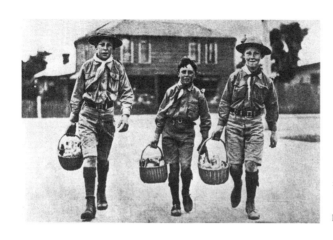

クライストチャーチのボーイスカウトは、インフルエンザ患者に食料と薬を配布した（Weekly Press）

ず、飢えていった。

　ニュージーランドの町や都市では、緊急事態に対応するのに必要な仕組みがほとんどない状況だったが、弱者に食べさせるための素晴らしい取り組みが実施された。地域社会が結集し、無料食堂や配給ネットワークを確立し、しばしばボーイスカウトやガールガイドに依頼して困った人々に必要な食べ物や薬を配った。これらの青少年団体は、地域社会サービスのトレーニングを受けており、彼らが非常時に何ができるかを示す絶好の機会となった。前述のように、深刻な第2波の影響を最も受けなかった年齢層である子どもや少年たちは、親が許可した場合、救援委員会が示した住居に重いバスケットを運ぶように割り当てられた。そのような住居のリストは重症者のいる家庭を訪問したボランティアが作ったものだった。

　この臨時のシステムは、ほとんどの町や都市で驚くほどスムーズに機能した。

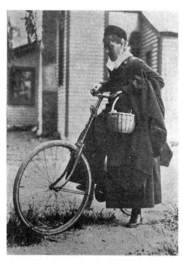

1918年のインフルエンザ流行中に巡回するクライストチャーチの看護師（Weekly Press）

市長の救援基金には十分な資金が集まり始め、肉や野菜の供給業者への支払いが確保された。専門学校のキッチンは、病気から回復中の患者に適したスープや柔らかい食べ物を調理することが要請された。看護のトレーニングを受けていない多くの女性は、仮設の感染症病院で要求される困難で悲痛な業務よりも、キッチン業務のボランティアを望んだ。

> クライストチャーチのセント・マイケルズ・アングリカン教会所属のボーイスカウトは、クライストチャーチ・ウエスト高校にある救援拠点のために使い走りをした。パンデミックの終盤には、ほとんどの生存者が回復期に入っていたため、アンティグア通りのオルズブルックス・ビスケット工場のキッチンは、空腹の患者にゼリーやカスタードなどの甘いご馳走を提供するよう要請された。ある日の午後、余ったゼリーがたくさんあり、指導主事がおやつとしてそれをボーイスカウトに配ったところ、彼らは喜んで食べた。しかし、その後、彼らはかなり奇妙な振る舞いをし始め、笑ったり、よろめいたり、中には倒れたりする者もいた。指導主事はオルズブルックス工場に電話し、ゼリーに何が入っているのか聞いた。その返答は「ああ、ブランデーをかなり入れたんだ。医者がインフルエンザから回復中の人々にとってそれが有効な刺激剤だと言っていたよ」という陽気なものだった。何人のスカウトが翌朝二日酔いになったでしょうか、あるいは何人のスカウトが特別なゼリーをもっと欲しがったでしょうか（笑い話）。
>
> V. F. スミスソン夫人、筆者とのインタビュー、1982年3月

> ウェリントンでは救援を求めるための一般的な合図として、よく窓から白い布やシーツを掲げた。ある日、ある女性が洗濯物を干していたところ、小さな渓谷の向こうで同じように洗濯物を干している友人を見かけた。彼女は「おーい」と呼びかけ、タオルを振って注意を引いた。すると驚いたことに、数分も経たないうちに、ボーイスカウトがいきなり道路から家の中に飛び込んできて、何か医療の援助が必要かと聞いた。彼女は感謝して彼を送り返した後、洗濯物を干す手伝いを彼に頼むことができたのに、それをしなかったことが悔しかったと言った（笑い話）。
>
> ロバータ・ルイスからの著者への手紙、1981年7月4日

子どもたちはどうなったのか？

インフルエンザの流行中、多くの町や都市では、親が発病した子どもたちの世話をするための臨時の託児所や幼稚園が組織された。若者層の高い死亡率から、多くの子どもたちが1918年のインフルエンザのために孤児になったと思われるが、白人の子どものうち両親を失ったものはわずか135人だった。マオリの子どもの場合、両親を失った数はおそらくはるかに多かったと思われるが、おおよその見込みでさえも確実な証拠が欠けている。ただし、白人の20歳以下の子どもで1人の親を失ったものは、6,400人以上だった（そのうちの3分の1は乳児だった）。また、親のうち父親が亡くなった場合の方が多く、子どものいる既婚男性の死者数が1,609人だったのに対して、子どものいる既婚女性の死者数は1,048人だった。

1918年のインフルエンザに関連する神話の一つは、「孤児院が子どもで溢れかえった」というものだ。しかし、孤児院の記録のサンプルを慎重に調べたところ、1918年以降の異常な増加は見られず、インフルエンザによるほとんどの孤児はその家族の他の身内や親戚に引き取られたことが明らかになった。それは、マオリ社会における一般的な習慣であり、孤児は叔母や大家族の他のメンバーによって世話をしてもらったが、1918年の白人社会でも同様の対応が取られたようだ。夫が亡くなった女性の単独子

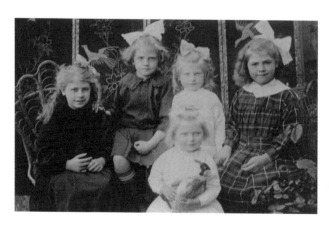

エピデミックの孤児たち（ダニーデンのM. スミス夫人提供の写真）

育ては、未亡人給付金によって可能になり、戦争で夫を失った数千人の女性と同じ立場にあった。

　生き残った父親が1人で子育てをすることは、仕事に出ている間に誰かが子どもの世話をする必要があり、はるかに珍しかった。しかし、子どもたちを養育するために十分な支援を受けた父親の例もあった。たとえば、北島中西部のタラナキ地方（Taranaki）のミッドハースト村（Midhurst）のミーズ家は、母親のエリザベス・ジェーンをインフルエンザで失ったが、子どもが9人いて、そのうち4人は10代後半であった。長男と次男は、家族の酪農場で父親を手伝い、次女は家族のために家事を担当した。

　1918年のインフルエンザに関するもう一つの神話は、「家族全員が死亡したことが多かった」というものである。実際には、ニュージーランドでの1918年のインフルエンザで死亡した白人の夫婦は46組しか確認されていない。わずか三つのケースで、たった1人の子どもも死亡し、家族が消滅した。他の47の家族では、1人の親と1人の子どもが死亡し、二つの家族では、1人の親と複数の子どもが死亡した。おそらく、国内で最も被害を受けた白人家族は、南島南部の西オタゴ（West Otago）地方のタパヌイ（Tapanui）に住むマカイ家であった。たった6日間で、インフルエンザによって、この8人家族は半数に減り、父親、長男、そして2人の10代の娘が亡くなった。

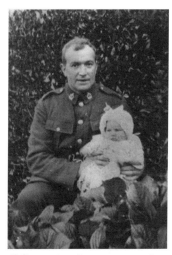

兵卒アルフレッド・ハーマン・コナーの妻アイヴィーは、1918のインフルエンザで夫と生後4ヵ月の娘を残して死亡した（アイヴィー・メイ・マレンズィー・ロジャーズ夫人提供の写真）

　このように1918年のインフルエンザの社会的影響は、家族や世帯のレベルで最も厳しく、そして最も苦痛なものだった。子どもたちにとって、親の喪失は人生を変える悲劇であり、とくに生き残った親が再婚し、新しい義理の母親や義理の父親とうまくやっていけない場合は、精神的に苦痛だった。1918年のインフルエンザによって引き起こされた悲しみや心痛

第5章　病人とその家族の世話　　89

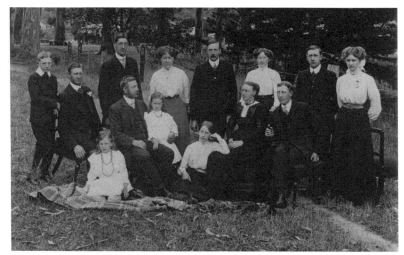

戦争とインフルエンザによって蹂躙された家族〈故ロシーナ・バーベリー夫人提供の写真〉

を理解することは難しい。また、一部の家族が長期にわたって経験した悲惨な状況や苦しみも理解することはできない。パンデミックの爪痕は、おもに個人的で私的な問題として残った。

吸入スプレーと公認咳止め薬

　1918年のインフルエンザに対する対応は、当時感染症の原因と考えられていたものに基づいていた。細菌あるいは「ばい菌」についての理解が徐々に広がっていたが、不快な匂いが病気を引き起こすという中世の毒気説は消えていなかった。ほとんどの成人は、汚れが病気の原因であり、腐ったゴミが感染の原因になる可能性があると信じていた。誰もがウイルスを見たことがなく、現代のウイルス学はまだ数十年先の未来にあったのだ。

　保健省は、1916年にウェリントン近郊のトレンサム駐屯地でのインフルエンザのような発熱の流行中に、亜鉛吸入スプレーを使用していた。この2％の消毒剤溶液が、インフルエンザの原因となる喉や肺に潜んでいる

可能性のある「ばい菌」を殺すと信じられていた。吸入スプレーは、四つの主要な中心都市（オークランド、ウェリントン、クライストチャーチ、ダニーデン）の省庁に用意された。しかし、1918年のエピデミックが悪化するにつれて、国有鉄道の工場は全国に配布するための霧化スプレーを製造するように求められた。

その吸入スプレーはどの程度効果があったのか。おそらくインフルエンザエピデミックに対しては完全に役に立たなかったが、一方で不安な人々に何かをすることを提供し、おそらく

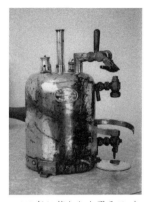

1918年に使われた吸入スプレー

人々の士気を維持するのに役立った。しかし、他方で人々が吸入スプレーの列に並んでいる時に、咳やくしゃみでインフルエンザウイルスが広がった。一部の医師は、吸入スプレーが役に立たないと宣言し、保健省の方針に反して使用しないように警告した。

クライストチャーチ市は、国内で最も効率的な吸入システムを持っていた。市街電車に圧縮空気ブレーキを使っていたため、市街電車のジョン・バー会長（John Barr）は、圧縮空気管に吸入スプレーを接続することを提案した。これはうまく機能し、市街電車の車両が蒸気で満たされた。人は車両の一方の端から入り、深呼吸をしながら通り抜け、もう一方の端から出た。これにより、長い行列が避けられた。最終的に、クライストチャーチ市には14台の改造された吸入スプレーを設置した市街電車が郊外の終点に配置され、各乗客はこの予防策を受けたことを証明する日付付きのカードを受け取った。一部の駅長は、吸入証明書がない人々が車両に乗ることを許さなかった。

インフルエンザの唯一の他の公認治療薬は、強力な去痰作用のある咳止めシロップだった。保健省の処方箋には、酢酸アンモニウム、クロロホルム、ボミカ（毒性ナッツから抽出されたもの）、そしてアスピリンよりも効果が低いサリチル酸ナトリウムが含まれていた。処方箋は、全国の薬剤師に送られ、大量に調製し、無料で配布するよう命じられた。地区の救援拠点

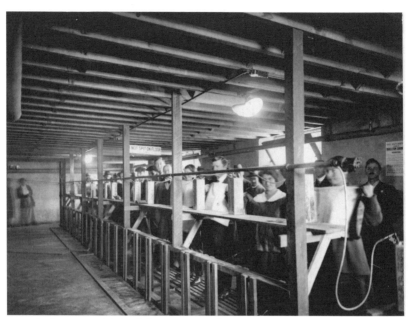
クライストチャーチの市庁舎の背後に設置された公共吸入スプレー施設（アレクサンダー・ターンブル図書館）

は、この混合物のボトルを患者に配布した。おそらくアルコールを含んでいたため非常に人気があり、パブが閉まっている時には、毎日のビールを断たれた常連客に少しの慰めを与えた。

　1918年のインフルエンザ流行中、薬剤師は商業用の咳止めシロップを大量に販売し、一部の町で不当利益だという批判を招いた。人々はインフルエンザの症状を和らげると思われるものは何でも買い求めた。喘息患者には既にオルバスオイル（風邪の症状を緩和する天然の精油）やフライヤーズバルサム（解熱、鎮咳、抗菌などのために使われる）のような吸入剤が人気だった。のど飴やうがい薬も人気だったが、保健省は、簡単なうがい液の処方箋を発行し、市場より安く売った。

　1918年のパンデミックでは、日本やアメリカの一部など多くの国が公共の場でのマスクの着用を義務化したが、ニュージーランドはそうではなかった。病院のスタッフは普段通りに外科用マスクを着用していた。彼ら

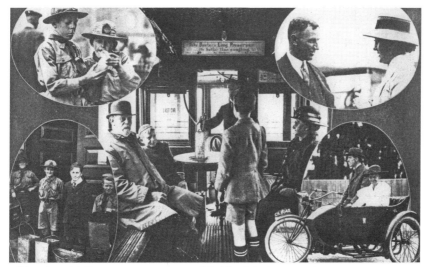

吸入スプレーを設置したクライストチャーチの市街電車の車内（Weekly Press）

は感染症の患者を扱う際に着用するように以前から訓練されていた。多くの一般開業医も、インフルエンザ患者を診察する際にマスクを着用し、それを見習うように仮設病院のボランティアを説得した。薄手のモスリン製マスクは効果が低いかもしれないが、数層の布地なら、近くで咳やくしゃみをする人から放出されるウイルスの一部を捕らえることができるであろう。今では、吸入するウイルスの量によってインフルエンザの症状の重さが変わることがよく知られている。したがって、外科用マスクはインフルエンザ患者の看護をする人々を保護するのに確かに役立っただろう。

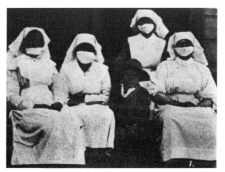

サウスカンタベリー地方のテムーカのマオリ人のための仮設インフルエンザ病院でマスクをしている看護師たちとボーイスカウトの配達人（クライストチャーチ市立図書館）

第5章　病人とその家族の世話

必死の対策

　感染からの隔離は、インフルエンザを予防するためには最も効果的な方法だが、都市や町の住民である私たちのほとんどにとっては、それは不可能である。人々は症状が現れる前からウイルスを放出することがあり、一部の人々は自分自身がインフルエンザにかかることなくウイルスの感染者になる。

　1918年、ある人々は「スペイン風邪」に感染する恐怖を感じて自己隔離をし、ドアや窓を閉ざし、近所の人や救援隊との接触を拒否した。しかし、これは悲劇的な結果を招くことがあった。たとえば、北島北部のハミルトン市では、救援隊が家のドアをノックしたところ、女性が彼らに向かってあっちへ行けと叫んだ。翌日、救援隊が戻ってきたが、再び怒鳴られた。しかし、4日目には気配がなかった。彼らは家の窓を割って中に入ると、その女性がベッドで死亡しているのを発見した。早期に病院に連れて行ってもらえたら、彼女は助かったかもしれない。

　1918年の人々は必死であり、便秘を緩和するためのものを含むさまざまなハーブ療法を試した。ある人々は、石油に浸した角砂糖が咳を和らげると信じていた。しかし、これは口腔や喉の粘膜を焼き、さらに細菌感染を引き起こす可能性があった。1918年のインフルエンザで最も人気のある民間療法はアルコールやタバコであり、この人気は一部の医師が勧めたためでもあった。毎日の刺激剤としてのウイスキーやブランデーは、インフルエンザから回復する時に心臓に良いと考えられた。また、ビールや黒ビールなどは回復期の人に処方されることが多かった。公共の吸入スプレー施設に行けない人たちにとって、タバコを吸うことは、潜在的なインフルエンザの「ばい菌」を殺すために、スプレーに次いで2番目に良いこととされた。このため1918年のインフルエンザで多数の女性がタバコを吸い始め、その後も喫煙を続けた。

エディス・チャップマンはインフルエンザの流行期に南島中東部ののワイマテ町（Waimate）に住んでいた。

　あなたはクルックシャンク医師（Dr Cruickshank）について聞いたことがあるに違いない。彼女はワイマテ町の素晴らしい医者だったが、1918年にインフルエンザで亡くなった。他の人々を救った後に彼女自身が命を失うなんて、本当に悲劇だ。私は彼女に関する面白い話を聞いた。それは彼女がどれだけ一生懸命働いていたかを示している。彼女はある家に往診に行った時に、自分の聴診器を馬車に置き忘れたことに気づいた。そこで、彼女はそこの男性の胸に耳をあてて彼の肺の音を聴いている間に、彼に声を出して数えるように言った。男性が「1、2、3、4」と数え始めると、彼女はぐっすり眠ってしまった！彼女が目を覚ますと、彼がまだ「997、998」と数えているのが聞こえた。彼は生き残った1人だと思う。しかし、このような面白い話はほとんどなかった。それは本当に恐ろしい時期だった。

エディス・チャップマン、筆者宛の手紙、1982年7月11日

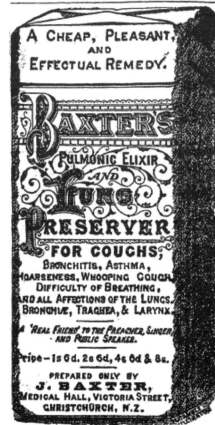

「バクスターの咳のための肺の保護剤（Baxter's Lung Preserver）」は、1890年代にクライストチャーチのジョン・バクスター薬剤師によって発明され、オーストラリアに輸出されていた（著者の写真）

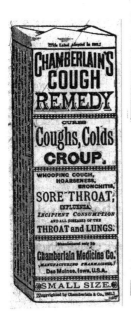
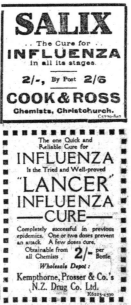

1918年のインフルエンザ流行時に需要のあった咳止めシロップ

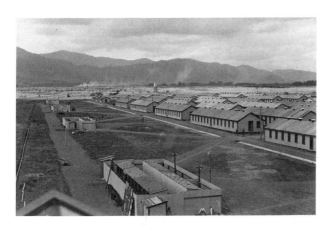

1915年のフェザーストン駐屯地。1918年11月にインフルエンザによって177名の兵士がここで死亡した（アレクサンダー・ターンブル図書館）

精神病院と駐屯地における死者

　1918年のインフルエンザにおいて、刑務所、精神病院、駐屯地などの閉鎖的な共同体は感染が急速に広がる危険な場所だった。ニュージーランドの刑務所長はすぐにすべての訪問を禁止し、スタッフには自宅待機を勧めた。刑務所はほとんど死者を出さずに済んだ。しかし、精神病院では話が違っていた。1918年当時に保健省が管理していた公立の精神病院は八つあり、670人のスタッフが5,408人の患者を看護していた。最大の三つの病院、つまりオークランド病院、北島南部のポリルア病院、南島東南部のシークリフ病院には、それぞれ1,000人以上の患者がいた。

　オークランドのエイボンデール病院とクライストチャーチのサニーサイド病院では、警戒心の強い院長たちが迅速に隔離と検疫を行い、各施設でわずか2名のインフルエンザによる死者が出ただけだった。南島北部のネルソン病院と南島中西部のホキティカ病院では、患者に死者は出ず、ホキティカ病院ではスタッフ1人の死亡のみだった。しかし、最初のインフルエンザ患者が迅速に隔離されなかったシークリフ病院とポリルア病院は、インフルエンザの大流行を経験し、各病院で22名の死者が出た。シークリフ病院ではスタッフ4名が亡くなり、その病院の死者のほとんどは、35歳未満の患者であった。オークランド病院では、インフルエンザの影響で24名の新規入院があり、他の精神病院でも15人が入院し、1918年

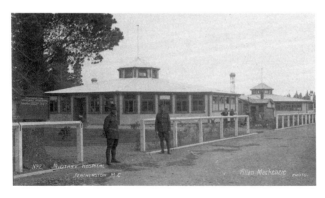

1918年11月にフェザーストン駐屯地の軍事病院は多くの患者で溢れた（アレクサンダー・ターンブル図書館）

のインフルエンザが重大な精神的ストレスを引き起こしたことを示唆している。

　駐屯地はもっと危険だった。1918年のインフルエンザに対して最も弱い年齢層に属する1万人以上の若い兵士が、ウェリントン近郊のトレンサムとフェザーストンの二つの最大の駐屯地に集中していた。彼らの一部は仮兵舎に住み、多くはテントに住んでいたが、約半数がインフルエンザにかかったため、食堂や大きな小屋に仮設病院を設置することが必要になった。11月上旬の強風と豪雨は、テントに住んでいる兵士たちの生活を不快にし、おそらく肺炎の症例数を増やしただろう。フェザーストン駐屯地は最も被害が大きく、3,220名の患者が治療を受け、そのうち314人が重症の肺炎症状になった。最終的な死者数は177人だった。トレンサム駐屯地での流行は、11月18日にピークに達した。患者数の急激な増加は、ウェリントンでの休暇から戻った兵士たちが原因だと考えられた。11月4日以前には駐屯地内でインフルエンザの症例はなかったためだ。3日間で入院患者数が137人に急増した。最終的な死者数は77人で、その中には3人の医療従事者も含まれている。死亡率は1,000人当たり23.5人で、フェザーストン駐屯地と同様である。

そして突然、すべてが終わった

　1918年のインフルエンザは、到来したのと同じくらい突然に去っていった。毎日の死者数がピークに達した後、死亡率は急速に低下した。これは、インフルエンザのパンデミックが比較的早く「収束する」傾向があるためだ。ウイルスがどの地域にも広がると、新たな症例の数は急速に減少する。これは、ほとんどの人々がインフルエンザに感染したか、免疫を持ったからである。

　パンデミック委員会や救援団体は、需要が急速に低下したことを歓迎した。1918年12月末までに、ニュージーランドのほとんどの地域はインフルエンザの最悪期を脱した。店舗が再開し、労働者たちが仕事に復帰したことで、工場は生産を再開することが可能となり、交通サービスも通常に

戻った。2週間の強制的閉鎖で損失を被った小売業者は、再開してクリスマスセールに備えたいと熱望した。1918年の夏は、ニュージーランド史上最長の学校休暇となり、学校は年明けまで再開されなかった。誰もが、非常に苦しい体験をしたことを知っていた。二度と戻らない犠牲者たちがいたため、職場には空席が生じることがあった。それでも、最悪の状態は終わったという広く共有された安堵の気持ちがあり、誰もができるだけ早く通常の生活に戻るべきだという気持ちがあった。それは、大規模な災害後の典型的な人間の反応であろう。

北島中央部のタウマルヌイ町（Taumarunui）のメル・ハリス

　1918年初めに私の父が亡くなったので、オンガルエ川北岸にあった農場で母親を手伝うのは私たち4人兄弟だけになった。私の兄はウェリントン近郊のフェザーストン駐屯地にいた。私の2人の兄弟がインフルエンザに感染したので、牛の搾乳をするのは私と母親だけになった。今日、国道1号線は敷地を通っているが、当時は乗馬道だけだった。そのため、私たちは、川を通って小舟でタウマルヌイ町までクリームを運び、そこから列車でピリアカ（Piriaka）の乳製品工場に送った。

　母は、常に冷たい飲み物を欲しがった私の兄弟に与える飲み物を作るために、オレンジとレモンを買ってくるように私に頼んだ。ジョージ・サンの果物屋の外にポニーが繋がれているのに気付いて、そこに向かった。店には2人しかおらず、店主と時計屋の息子のビリー・ワレンがいた。私たち2人はオレンジを買ったが、通常はそれぞれ1ペンスだったのに店主はそれぞれ6ペンスを請求した。私が知っている限り、この店だけが開店していた。

　1918年のタウマルヌイは酒類製造販売禁止地域だった。しかし、ヨーロッパ系の人は個人の消費のために、毎月一定量のアルコールを持ち込むことが許された。ある著名なビジネスマンは、ウイスキーの箱を持ち込み、インフルエンザに打ち勝つと自慢した。しかし、彼が亡くなって埋葬された時に、多くの未開封のビンが残されていた。そのインフルエンザは、最も強健な男性を襲ったように思われる。私のような痩せた子どもは、決してインフルエンザにかからなかった。

　私の弟アルフは鼻血が出てたくさんの血を失った。それはその病気

の一般的な症状だった。彼の髪の毛も手いっぱいに抜け落ちたが、最後にまた毛が伸びてきた。美容院が1ヵ月間閉店していたので、その流行病の後、青白くて毛深い男性がたくさん見られた。

　数年後、誰かが私の母親に「ハリスさん、あなたもインフルエンザに感染したのですか？」と尋ねた。彼女は「いいえ、私は忙し過ぎて、それに感染する暇がなかったです！」と答えた（笑い話）。私の兄弟は全員生き残った。しかし、タウマルヌイ町では多くの人々が亡くなり、その地区のマオリ人たちが酷い被害を受けたという話を聞いた。

メル・ハリスからの著者への手紙、1981年8月14日

第6章

災害の反省

1918年のインフルエンザで何人のニュージーランド人が死亡したか？

　ニュージーランドは、1918年のインフルエンザの犠牲者が個別に数えられ、分析された世界で唯一の国である。歴史学専攻の大学院生だったリンダ・ブライダー（Linda Bryder）とマーティン・カフ（Martine Cuff）は、そ

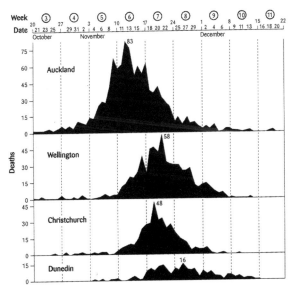

主要4都市のオークランド、ウェリントン、クライストチャーチ、ダニーデンにおけるヨーロッパ系の人の1日あたりの死者数（データの出典：ローワーハット市登記所の死亡証明書）

れぞれオークランド市とダニーデン市のインフルエンザ犠牲者の死亡診断書を分析し、筆者ジェフリー・ライスは国の残りの地域を調べ、インフルエンザや肺炎に起因する可能性のある登録されたすべての死者を数えた。それには「インフルエンザ後の心不全」とともに、検死官によってインフルエンザが原因だと見なされた自殺も含まれた。

パケハ（ヨーロッパ系の人）の総死者数は 6,413 人だった。登録されているマオリの死者数は 1,679 人だったが、第 4 章で説明したように、新聞報道の証拠によると、修正された合計数は 2,160 人であり、2,500 人近くだった可能性がある。

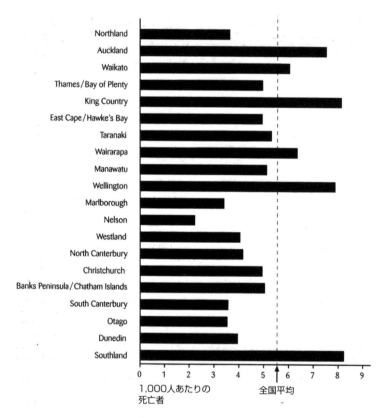

1918 年のインフルエンザパンデミック中の
ニュージーランドの地域別死亡率

海外に派遣されたニュージーランド兵も1918年のインフルエンザで死亡した。筆者は、出生登録本署長官（Registrar-General）が保有する「死者一覧」の別巻の中で、海外で死亡した兵士322人を数えたが、漠然と「病気」に起因する死亡の多くはインフルエンザによる死亡であった可能性もあると推測した。この合計をニュージーランドの駐屯地で死亡した兵士の

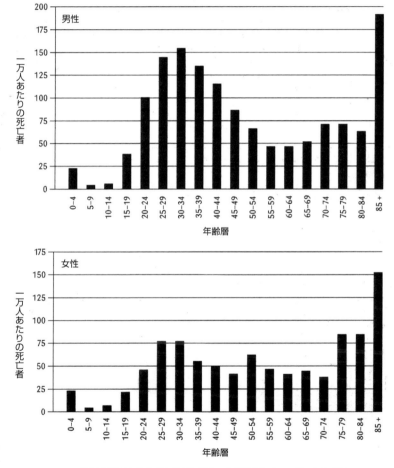

1918年のインフルエンザパンデミックにおけるニュージーランドの
ヨーロッパ系の男性と女性の年齢別死亡率

数に加えると、インフルエンザによる人死者は合計 603 人に達した。

2013 年の博士論文のために、ジェニファー・アン・サマーズ（Jennifer Ann Summers）は記録をくまなく調べ、おもに海外で呼吸器系が原因で亡くなった別の 258 人の兵士を見つけた。したがって、インフルエンザで死亡したニュージーランド兵の総数は、861 人に修正する必要がある。これらの死者を著者の 2005 年の数字に加えると、1918 年のインフルエンザによって国内外で合計 8,831 人のニュージーランド人が死亡したことになる。

私たちが推測するように、当時数百人のマオリの死者が報告されていなかったとしたら、実際の死者数の合計は 9,000 人をわずかに超えることになる。それは、第一次世界大戦の 4 年間に死亡したニュージーランド人の合計 18,000 人の約半分になる。しかし、インフルエンザはわずか 6 週間でおもに一般市民を死亡させた。誤差として 5% を考慮しても、1918 年に人口がわずか 100 万人の若い国にとって、それは大きな損失だった。

エピデミック委員会

1918 年 11 月に最悪の死者数が減少する前でさえ、多くの人々がこの未曽有の大惨事についての説明を求めていた。どのようにしてインフルエン

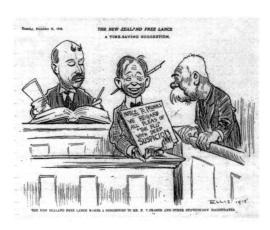

1918 年 12 月 31 日の『NZ Free Lance』誌の時事風刺漫画。プラカードに「酔っ払いへの警告：我々はインフルエンザに関するすべての請願に深い疑念を抱いている」と書いてある。この警告は、インフルエンザを口実にして、酒類を医薬品として手に入れて酔っ払うことを裁判官がもはや許容しないことを知らせている。

ザがニュージーランドに来たのか？　誰のせいか？　なぜ保健省は準備不足であり、十分な警告を発しなかったのか？　なぜ対応が遅かったのか？　なぜニュージーランドはオーストラリアと違って厳格な検疫を課さなかったのか？　死者数は、都市部のスラム住宅によって悪化したのか？

　1918年のインフルエンザに関する調査のための王立委員会の招集は、オークランドのイーデン選挙区（Eden）の国会議員であり元オークランド市長パー（C. J. Parr、後に Sir James Parr）が主導した。12月の第2週、マッセー首相は、ラッセル保健大臣の要請に応じて、委員会の任命を発表した。ラッセル保健大臣は、「私には隠すものは何もなく、最も開かれた調査を望んでおり、またそれを奨励をする」と宣言した。エピデミック委員会の会員はクリスマス前に命名され、引退した最高裁判所の裁判官ジョン・デニストン卿（Sir John Denniston）、オークランド市のエドワード・ミッチェルソン閣下（Hon. Edward Mitchelson）、それとウェリントンイースト選挙区（Wellington East）の国会議員デビッド・マクラーレン（David McLaren）が含まれていた。新聞の広告記事によって、医師、救援隊員、市長、および個人に証言を提出するよう呼びかけた。

　エピデミック委員会は、1919年2月にオークランドを皮切りに、四つの主要都市オークランド、ウェリントン、クライストチャーチ、ダニーデンのそれぞれに置かれた。非常に多くの人々が証言を提出することを望んだため、当初の令状の有効期間を3月と4月の2回延長しなければならなかった。委員会が証言を聴いている間、保健省は1919年の公衆衛生改正法を導入した。それは、パンデミックの最中に行われた性急な改正を統合し、地区の保健官に追加の権限を与えたものである。主要な革新は、保健大臣が議長を務める新しい保健医療委員会（Board of Health）の設置であり、それは地区諮問委員会を備えていた。国の保健法を根本的に見直す必要があることは明らかだった。

　すべての証人の話を聴いた後、委員たちは1919年4月のほとんどをクライストチャーチで過ごして、証言を整理し、中間報告書を起草した。これは後に最終報告書に組み込まれた。前述のように、多くの人々が蒸気船ナイアガラ号が感染症を持ち込んだと非難し、マッセー首相とウォード保

健大臣が検疫を避けるためにコネを使ったのではないかと疑っていた。委員たちは後者の告発をきっぱりと否定したが、ナイアガラ号がニュージーランドに感染を持ち込む「実質的な要因」であったという「非常に強い推定」があるという世論に慎重に同意した。しかし、彼らは、1918年10月初旬に帰国した軍用輸送船をはじめ、他の感染源の可能性も指摘した。

委員たちは、感染爆発の初期段階における保健省の対応に非常に批判的だった。他の国々からの憂慮すべき報道と、9月27日の海員組合（Seamen's Union）からの特別検疫の要請があったにもかかわらず、保健省の対応は遅れることが多かった。確かに、1918年の保健省は非常に小さく、わずか12人のスタッフしかおらず、そのうちの何人かは陸軍に出向していた。しかし、通常のインフルエンザと悪性インフルエンザとの間のかなり学術的な区別にこだわる保健省の頑固な主張が、保健大臣への彼らの助言を色付けていた。彼らの「様子を見守る」姿勢は、オークランドで最悪の事態が過ぎ去った11月中旬まで首尾一貫して公式の対応を遅らせた。一方、とくに南島をはじめ、地方の地区保健官は主導権を握り、そこでは町や都市が迅速かつ効果的に組織化された。

セントジョン救急救命協会や赤十字社などのボランティア団体の活動は委員たちから称賛された。彼らはボランティア団体が政府からの資金提供をもっと受けるべきだと考えた。パンデミックにより、救援隊員が「スラム街」と呼んだオークランドとウェリントンの古くて老朽化した住宅街の状況が明らかになり、委員たちはスラム街の撤去と国が支援する公営住宅計画のための新しい法律を推奨した。住宅の現状は、住民が厳しいインフルエンザ流行を乗り切る可能性を高めるものではなく、むしろ都心部のより高い死亡率に寄与した可能性があると報告された。

エピデミック委員会は、1919年5月13日に議会に最終報告書を提出した。中間報告書を含めると、それは44頁に及んだが、その根拠となった証言は1,000頁以上のタイプされた提出物とインタビューだった。その証言のすべては、ウェリントンのニュージーランド公文書館に今でも保存されている。

エピデミック委員会の報告書は強い印象を与えるものだったが、準備期

間が短かったため、非常に不完全だった。北島の多くの地域でマオリの死亡率が高いことが知られていたにもかかわらず、マオリ住民については、ほとんど言及されていなかった。マオリ問題担当大臣（Minister for Maori Affairs）のマウイ・ポマレ医師（Dr Maui Pomare）からの個別の報告はなく、委員たちが聴いた110人の証人の中にマオリは1人もいなかった。また四つの主要都市でのみ証言を聴いたので、報告書は小さな町や僻地の農村地域の回答を検討することができなかった。ナイアガラ号の問題に多くの時間を費やしたが、地域の回答の多様性にはほとんど触れていなかった。結局、報告書は、全国のさまざまな状況に十分に目を向けていなかったため誤った印象を与えてしまった。

　新聞の社説は概して委員会の報告書を受け入れていたが、ある社説はジョージ・ラッセル保健大臣が自身の危機対応への非難に神経質になり、報告書の公開を6月18日まで遅らせたことを批判した。ラッセル保健大臣は明らかに彼の保健省の欠陥のスケープゴートになり、1919年の総選挙で議席を失った。

マッギル医師と1920年の新しい保健法

　ラッセル保健大臣が職務を離れるまでに、ロバート・マッギル医師（Dr Robert Makgill）は1918年のインフルエンザに関する保健省独自の報告書を完成させた。彼のすべての業績と同様に、これは明確で包括的で論理的な優れた報告書だった。ラッセル保健大臣にとってはささやかな慰めだったが、マッギル医師は、すべての責任をナイアガラ号に負わせることに反対して、十分に理にかなった科学的議論を展開した。船が到着した時に、オークランドではすでにインフルエンザが流行していた。彼の結論は、ナイアガラ号がパンデミックの最初の穏やかな第1波の最後尾を持ち込み、すでに帰還した軍用輸送船から上陸していた深刻な第2波に遭遇したということだった。しかし、マッギルの報告書は、中央の死亡登録簿の中の「インフルエンザ／肺炎」による死者数に依存しており、地方の農村地域への注意を怠っていた。彼が使った統計は、都市と大きな地方の町に限定

されていた。

マッギル医師は、ニュージーランドでの1918年のインフルエンザに対する行政的対応の重要人物だった。休暇中の保健長官が不在だっため、最終的に1920年保健法（Health Act）として採用された新しい法律を起草したのは彼だった。保健医療委員会（Board of Health）は、保健大臣の役割をオブザーバーの役割に制限することにより、政治的に独立したものになった。保健省は七つの新しい部局（病院、公衆衛生、児童福祉、マオリの保健、学校衛生、歯科衛生）に抜本的に改革された。各部局には、保健長官（Director General of Health）の監督のもとで、副長官（Deputy Director）が補佐する独自の局長（director）が配置されることになった。保健地区の数は8に増え、地区保健官のスタッフはそれぞれ12人に増え、各主要都市にはさらに2人ずつが配置された。マッギルの提案は、英国で議論されていた改革に基づいていたが、海外のモデルをニュージーランドの状況に適合させたものだった。その結果、1920年の保健法の枠組みを踏襲した1956年の保健法まで、わずかな修正だけで生き残った実際的で実行可能なシステムが生まれた。当時、それは保健法のモデルとして認められており、ある権威者は「英語で書かれたこの種の最高のもの」だと評価した。

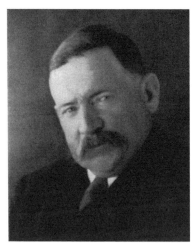

ロバート・ホールデン・マッギル医師。保健省への公式報告書で、ナイアガラ号がニュージーランドにインフルエンザをもたらしたという神話に反論した（F. S. マクリーン、『健康への挑戦：ニュージーランドの公衆衛生の歴史』（ウェリントン、政府印刷所、1964）、64頁）

1920年の保健法の感染症に関する部分は、1918年のインフルエンザで学んだ教訓の影響を明確に受けているが、最も重要な分野は「マオリの保健」に関する部分だった。新しい部局長ピーター・バック（テ・ランギ・ヒロア）医師（Dr Peter Buck, Te Rangi Hiroa）の下で、マオリの保健部局は、生活条件を改善し、衛生と病気についてマオリを教育するための大規模なキャンペーン

に着手した。1920年代の大恐慌の間、常に資金が不足していたが、水の供給と衛生設備が改善されたことで、マオリの保健と士気は明らかに改善された。その後の30年間で、マオリの人口は2倍以上になった。この増加のすべてを保健省の仕事に帰するのは無理があるだろうが、1920年の保健法は、マオリの保健に対する政府の方針に大きな変化をもたらした。

オークランドの集団墓地の神話

1918年のインフルエンザパンデミックで死亡したオークランド市民の最終的な総数は1,128人に達する。1ヵ月足らずでこれほど多くの病死者が出たのは、ニュージーランドでは前例がなかった。死体がどうなったかについては、あらゆる種類の狂気じみた噂が広まった。死体が海に投棄されたと信じている人もいたが、それはまったく真実ではない。市内のヴィクトリア公園は臨時の野外遺体安置所として使用され、偶然だが市営のゴミ焼却炉とその高い煙突が近くにあることから、死体は焼却されたと考える人もいたが、それも真実ではない。インフルエンザの各犠牲者が尊厳のある埋葬をされるように、大量の加工していない木製の棺が大急ぎで作られた。中世ヨーロッパの黒死病時代のような「集団墓地」はまったくなかった。

オークランドの主な墓地は、主要な北部鉄道線のそばにある西部郊外のワイクメテ地区（Waikumete）にあった。臨時専用列車が、11月13日から20日まで1日2回、市内から墓地に棺と会葬者を運んだ。オークランドではインフルエンザの犠牲者の約3分の1がそこに埋葬された。墓石のない広大な草地が存在することから、この区画が集団墓地だという信念が生まれた。1988年に建てられた慰霊碑には、オークランドの犠牲者の「多く」が

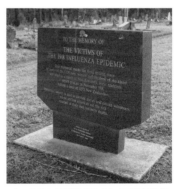

オークランド郊外のワイクメテ墓地に埋葬されたインフルエンザの犠牲者の慰霊碑（discover.stqry.com からの転載写真）

ここに埋葬されていると刻まれている。しかし、ワイクメテ地区には「集団墓地」はなかった。インフルエンザの犠牲者はすべて、牧師の主宰のもとで個別に埋葬された。ワイクメテ地区で墓を掘るために35人の男性からなるチームが雇われ、市議会はエピデミック後数ヵ月間、市役所に墓地の案内図を保管し、親族が愛する人の最後の安息の地を捜し出し、お墓参りができるようにした。墓石がないことは、それらの多くが貧困者の墓であったという事実によって説明できる。とくに下宿で亡くなった独身の若い男性の多くは、彼らを埋葬したり、墓石の代金を払ったりする家族がオークランドにいなかった。他のインフルエンザ犠牲者の埋葬は、墓地の他の場所にある適切な宗派の区画で行われた。そしてオークランドの他の地区では、インフルエンザ犠牲者が教会の墓地に埋葬された。

新しい病院と都市計画の改革

1918年のインフルエンザの遺産の一つは、いくつかの新しい病院の建設と、パンデミックにより緊急時の必要性が示された既存の病院に新病棟が追加されたことである。南島北部の港町ネルソン（Nelson）と北島中部のタウマルヌイ（Taumarunui）はどちらも新しい病院を受け入れ、小規模病院がノースカンタベリー地方のオックスフォード（Oxford）やワイカ

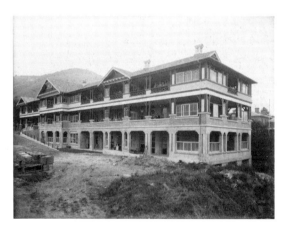

1925年頃のネルソン病院（アレクサンダー・ターンブル図書館蔵）

リ（Waikari）などの農村地域に建設された。北島北部のテムズ（Thames）、北島中西部のニュープリマス（New Plymouth）、北島中東部のネイピア（Napier）、南島中東部のティマルー（Timaru）などの他の多くの町では、看護師施設に新しい病棟を建てたり、増築をしたりした。

　1919 年のニュージーランドの都市計画学会では、インフルエンザについて、またエピデミックによって明らかになったオークランドとウェリントンのスラム住宅についての議論が盛んになされた。国営住宅について考える時、私たちは最初の労働党政権を思い浮かべがちだが、実はそれは 1930 年代よりずっと前に始まっていた。1919 年 11 月の新しい住宅法は、インフルエンザの直接的な遺産であり、労働者が自分の家を建てることを容易にした。後の 1930 年代の国家住宅計画の背後にある理論的根拠の多くは、1918 年のインフルエンザの経験からすでに練られていた。

新しい学校の教室のデザイン

　パンデミックの間、医師はインフルエンザ感染を避けるために新鮮な空気が必要なことを強調していた。十分な換気と穏やかなそよ風がインフルエンザの「ばい菌」を分散させると考えられた。新聞に掲載された保健省の助言は、インフルエンザから回復中の患者の寝室に新鮮な空気が必要であることを常に強調した。

　たとえば、その助言を受けてクライストチャーチのフェンダルトンスクール（Fendalton School）の進歩的な校長であるレイ・ブランク（Ray Blank）は、学校で計画されていた新しい教室の設計について真剣に考えた。彼の友人であるジェームズ・シェリー教授（James Shelley）は、英国のマンチェスターでいわゆる野外教室の設計に携わっていた。クライストチャーチにはちょうど良い日差しと新鮮な空気の流れがあった。彼は教室の片側を折り畳み式のガラスのドアにすることを提案した。そうすると天気の良い日に、これらのドアを開いて新鮮な空気をたっぷり取り入れることができる。

　クライストチャーチの保健医官であるフィリップス医師（Dr R. B.

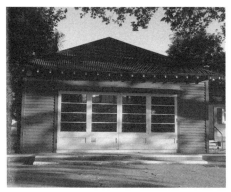

1923年のクライストチャーチのフェンダルトン学校の野外教室（著者の写真）

Phillipps）は、試作教室を建てるのための資金を提供することに同意し、フェンダルトンスクールはこの新しいタイプの教室を国内で初めて建設した。それは今日でも残っている。クライストチャーチのもう一つの学校であるセントアンドリューズカレッジ（St Andrew's College）も、1928年に新しい小学校に野外教室のモデルを採用した。その建物も元の場所にはないが、現存している。

1930年代から1940年代にかけて、ニュージーランドの新しい小学校では野外教室のあるデザインが標準的となり、その多くが今日までそのまま残っている。それらも1918年のインフルエンザパンデミックの直接の遺産である。

1918年のインフルエンザの慰霊碑が少ないのはなぜか？

第一次世界大戦の終わりに、ニュージーランドの地域社会は、戦争で亡くなった若者たちを偲びたいと考えた。彼らの名前は、北島北部のノースランド地方から南島南部のサウスランド地方まで全国にわたって900基を超える戦争慰霊碑に刻まれ、「光栄ある死」と表現されている。当時、国王と国のために命を捧げることは、最高の愛国心、名誉ある死と見なされた。

しかし、目に見えない病気による死は、勇敢というよりも肉体的な弱さの兆候と見なされ、どこか名誉に欠けるように思えた。非常に多くの地域社会が戦争慰霊碑の費用を負担するために努力した後に、インフルエンザ慰霊碑の資金を集める運動はなかった。

戦死者の損失に加えて、インフルエンザは別の災害、自然の異常、ま

たは運命の奇妙さのように思われ、世界が戦後の復興を遂げている間、可能ならば人々の背後に置かれて忘れられた。

　しかし、それらを探す場所を知っていれば、慰霊碑を見つけることができる。オークランド西部のワイクメテ墓地にある大きな墓石については、すでに触れた。インフルエンザで亡くなった南島中東部のカンタベリー地方の2人の医師には、彼らを記念する像が建てられた。ノースカンタベリー地方にはチャールズ・リトル医師（Charles Little）の慰霊碑が2基ある。彼の石像がワイカリ病院の前に立っている。ワイカリ病院は、1918年の

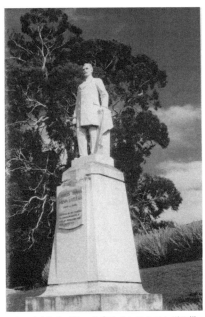

ノースカンタベリー地方のインフルエンザの犠牲者であるチャールズ・リトル医師の慰霊碑（著者の写真）

インフルエンザの後、人々の要求に応じて建てられたものである。ワイカリの北方にあるカルバーデン町（Culverden）の別の慰霊碑は、その地区への彼の献身を思い起こさせる。しかし、どちらも、クライストチャーチ病院の元看護師である彼の妻が、インフルエンザ患者の看護に疲れ果てた後、パンデミックの中で死亡したという事実には言及していない。

　北島北部のテムズ（Thames）では、地元の病院の看護師の1人であるジェシー・リントン（Jessie Linton）がインフルエンザで死亡した。1922年に彼女の友人が十分な資金を集めて、彼女の死因がインフルエンザであることを示した墓石を建てた。

　1915年の輸送船マルケット号沈没事故（訳者注：エーゲ海でドイツの魚雷攻撃を受けて輸送船が沈没した事故）で死亡したニュージーランドの看護師を追悼するために建てられたクライストチャーチ病院付属の看護師記念礼拝堂には、病院でインフルエンザで亡くなった3人の看護師の名前が書

かれた真鍮製の銘板がある。ダニーデンにある同様の銘板には、ダニーデン病院で亡くなった看護師の名前が記されている。

インフルエンザについてとくに言及していない慰霊碑もある。たとえば、南島中東部のワイマテ（Waimate）のマーガレット・クルックシャンク医師（Margaret Cruickshank）は、ニュージーランドで医学部を卒業した2番目の女性であり、一般医療を始めた最初の女性でもあり、非常に愛された開業医だった。しかし、彼女の像も、かつてワイマテ病院にあった慰霊碑も、彼女の墓の上にある印象的な慰霊碑も、彼女がインフルエンザで亡くなったことに言及していない。

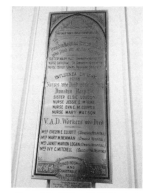

ダニーデン病院の礼拝堂にあるインフルエンザで死亡した職員の名前が記された銘板（ニック・ウィルソンによる写真）

おそらく最も印象的で身も凍るような慰霊碑は、ウェリントン近郊のフェザーストン（Featherston）の墓地にある墓石で、1918年に近くの駐屯地で亡くなったすべての兵士の名前が記されている。その慰霊碑の前には、フランス北部の西部戦線の広大な軍人墓地に似た、何列にも並んだ彼

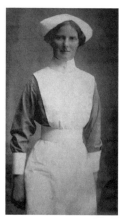 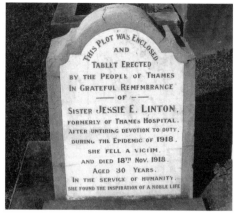

テムズ病院のジェシー E. リントン看護師（テムズ財務省のシスター・イザベル・ヴィンセント・コレクションからの転載許可を得た写真）

らの個別の墓がある。しかし、これらの若い兵士のほとんどは、戦死ではなく、インフルエンザで亡くなった。

これまで見てきたように、マオリ社会はパケハ住民よりも1人当たりの死亡率がはるかに高かったにもかかわらず、1918年のインフルエンザの犠牲者を追悼するマオリの慰霊碑はほとんどない。北島中央部のキングカントリー地方（King Country）には彫刻が施された二つの記念碑があり、一つは集会場テ・コウラ・マラエ（Te Koura marae）に、もう一つはタウマルヌイ町（Taumarunui）の北にある集会場テ・イヒンガランギ・マラエ（Te Ihingarangi marae）にある。両方ともマオリの一種族ナティ・タラファイ族（Ngati Tarawhai）のテネ・ワイテレ（Tene Waitere）によってデザインされ、彫刻されたが、どちらも一般公開されていない。

北島北部のノースランド地方では、ホキアンガ湾（Hokianga Harbour）のモツカラカ岬（Motukaraka Point）の聖母被昇天教会（Church of Our Lady of

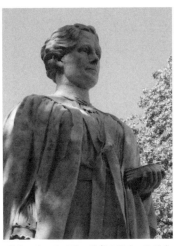

サウスカンタベリー地方のワイマテでインフルエンザの犠牲者となったマーガレット・クルックシャンク医師の慰霊碑（著者の写真）

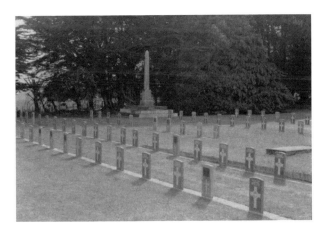

1918年にインフルエンザで亡くなったフェザーストン駐屯地の兵士の慰霊碑（著者の写真）

第6章　災害の反省　117

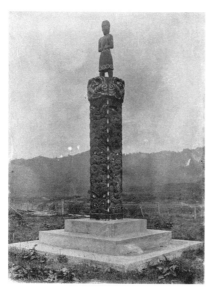 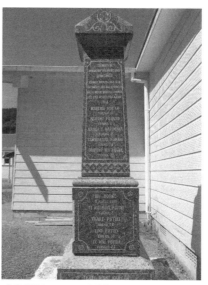

北島中央部のタウマルヌイ地方（Taumarunui）の北にあるテ・コウラ集会場（Te Koura marae）にあるマオリ人犠牲者の慰霊碑（アレクサンダー・ターンブル図書館、ゴッドバー・アルバム所蔵）

北島東部ホークスベイ地方のテ・レインガ村（Te Reinga）にあるインフルエンザによるマオリ人犠牲者の慰霊碑（ブルース・リンガー撮影の写真、転載許可取得）

the Assumption）のそばに、31歳から73歳までのマオリ人8人のインフルエンザ犠牲者の名前が刻まれた石碑がある。彼らの死因は、英語で「インフルエンザ」と明確に示されている。

　北島中東部のホークスベイ地方（Hawke's Bay）のギズボーン（Gisborne）から内陸にあるテ・レインガ（Te Reinga）の集会場のそばには、マオリ人の犠牲者の名前と年齢が記された石碑が立っている。北島北部のノースランド地方のカワカワ（Kawakawa）近くのオティリア（Otiria）にある古い集会所には、1918年のインフルエンザによるマオリの一種族ナティ・ヒネ族（Ngati Hine）の犠牲者28名の額入りのリストがある。それらの死者のうち、公式に登録されていたのは半数だけだった。

第7章

研究と学んだ教訓

最近の研究：なぜ1918年のパンデミックはそれほど致命的だったのか？

　1997年にジェフリー・タウベンバーガー博士（Dr Jeffery Taubenberger）と彼の研究チームが1918年のインフルエンザパンデミックを引き起こしたA型H1N1ウイルスの遺伝的な「指紋」を初めて特定して以来、インフルエンザに関する科学論文が洪水のように出版され、その日から2015年までにそれは5,000を超えている。すべての論文が直接1918年のインフルエンザに関連していたわけではないが、なぜ1918年のパンデミックが多くの若者を死亡させたのかという主要な疑問を解こうとした科学者から、非常に興味深い結果が出てきた。それは、20歳から45歳までの年齢層が1918年に最も危険にさらされたグループであったことだ。

　1890年に、いわゆるロシア風邪またはアジア風邪と呼ばれた先のインフルエンザパンデミックが世界中を襲った時、大部分の犠牲者は子どもや10代の若者だった。現在ではそれがA型H3N8ウイルスによって引き起こされたと考えられている。そのパンデミックは世界中で100万人を死亡させたと推定されているが、感染したほとんどの人が回復した。インフルエンザは1890年代を通じて一般的な冬の病気であったが、より多くの人々がウイルスに対する「集団免疫」を獲得するにつれて、1900年以降その重症度は減少していった。

　タウベンバーガー博士は、2008年の論文で、当時誰もが知っていたこ

とであるが、1918年に真に致命的だったのは肺炎だと指摘した。彼は、A型H1N1ウイルス自体はごく普通であり、強力な感染力があるけれど、致命的ではないと結論付けた。ほとんどの犠牲者は、感染後7～10日で亡くなり、重度の細菌性肺炎（細菌による肺炎）の症状を示した。しかし、一部の犠牲者は、感染後わずか2～3日で急速に死亡した。タウベンバーガー博士はまた、1918年のインフルエンザの厳しい第2波では、ウイルスが肺の奥深くに定着し、ウイルス性肺炎（ウイルスによる肺炎）を引き起こす傾向があったことを観察した。それが突然の死を説明する。現在でも、ウイルス性肺炎に対する確かな治療法はない。

　同じく2008年、ジョン・ブランデージ（John Brunddage）とデニス・シャンクス（Dennis Shanks）は、1918年の米国およびオーストラリアの軍人の間での細菌性肺炎に関する調査結果を発表した。彼らは、肺炎が1918年における主要な致死原因であったことに同意し、将来のパンデミック対策には、抗ウイルス薬に加えて、細菌性肺炎に対処するための抗生物質の備蓄が不可欠であると警告した。

　ブランデージとシャンクスは、2012年にもう一つの論文を発表し、若者が幼少期に1890年のインフルエンザウイルスにさらされたことによる免疫過剰反応の原因として、調節不全のT細胞エピトープ（T-cell epitopes）を特定した。実際、母親が1890年のウイルスに感染した時、胎児にも影響を与えたようである。新しいウイルスに感染した年齢が若いほど、免疫システムへの損傷がより深刻になるようである。これは、1918年のパンデミックにおける若者の異常に高い死亡率の最良の説明のように思われる。

　その学説は、2013年に主要な研究を発表したアラン・ガンニョン（Alain Gagnon）の率いるカナダの研究チームによって独自に確認された。彼らは、米国とカナダの都市で得られたデータを使用して、1918年のインフルエンザ犠牲者が死亡したピーク年齢が28歳であったことを発見した。研究チームは、幼少期に悪性の新しいウイルスに感染すると、感染した人々の免疫システムがなぜか損傷を受けるか、または跡を付けられると考えた。そのため若者に成長して異なるインフルエンザウイルスに感染した時に、

彼らの免疫システムが過剰反応し、「サイトカインストーム」を引き起こすというのである。これにより、1918年に死亡した多くの人々が高熱や重度の肺炎合併症を発症したことがうまく説明できる。検死解剖によって、彼らの肺が血液や体液で一杯になっていることが明らかになった。彼らは、文字通り体内が溺れていたのである。

　1890年と1918年だと年代が完全に合っている。1890年に生きていた人々は1918年には28歳年を取っていた（ニュージーランドでも1918年にインフルエンザ死亡者数の年齢のピークは同じで、28歳だった）。もっと年配の人々は、おそらく人生でより広範囲な細菌感染にさらされており、新しいウイルスの影響に対してより容易に対処できる免疫を持っていた。15歳以下の子どもたちも、1918年のインフルエンザに対して実質的に免疫を持っていたようだ。これは、1890年のウイルスが1900年までに人々に感染するにつれて毒性を失い、これに感染して免疫を持ったからかもしれない。あるいは1918年の最初の緩やかなパンデミックで感染したことにより、いくらかの免疫を獲得したためかもしれない。

それは再び起こるだろうか？ 私たちは備えができているだろうか？

　簡単に言うと、再び起こる可能性がある。それは、起こるかどうかではなく、いつ起こるかの問題である。世界保健機関（WHO）と米国アトランタの疾病対策センター（世界的なインフルエンザ監視網を維持している）のすべての専門家たちは、別のインフルエンザパンデミックが予想されることに合意している。今や何百もの旅客機が毎週世界中を飛び回っている。多くの空港では、一日中数分ごとに旅客機が到着し、大勢の乗客が大きなロビーに詰め込まれ、保安検査のためのX線検査機を通過するのを待っている。そこは、インフルエンザウイルスの伝播に最適な「混合器」である。それは、新しいインフルエンザウイルスが2〜3日以内に世界中に拡散される可能性があることを意味している。

　1997年には、香港でインフルエンザの新しい株であるA型H5N1「鳥インフルエンザ」が出現し、WHOは緊急対応を行った。重症のインフル

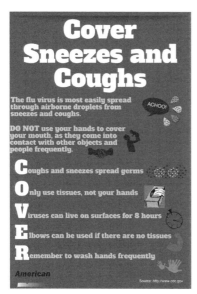

インフルエンザ予防のためのアメリカ安全協議会のポスター（米国疾病予防管理センター、パブリックドメイン）

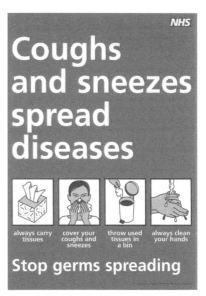

1980年代の英国国民保健サービスのポスター（パブリックドメイン）

エンザ症状を示す数人の患者が、鶏から直接この新しいウイルスに感染したようだった。ウイルスに感染した100万羽以上の鶏が、人間に感染する前に処分されたため、重大なパンデミックを回避することができた。

その後、いくつかの他のインフルエンザウイルスが現れたが、パンデミックを引き起こすには至っていない。2004年には、アメリカでA型H7N2インフルエンザの症例が報告され、オランダではA型H7N7の症例が確認された。香港ではA型H9N2インフルエンザが報告され、エジプトではA型H10N7の症例が記録された。

2009年には、1918年のパンデミックを引き起こしたウイルスと同じA型H1N1がメキシコで再出現し、世界中に急速に広がり、74ヵ国に影響を及ぼした。しかし、この亜型の変異株が1970年代から流行しており、世界のほとんどの人々がある程度の免疫を獲得していたため、死亡者数は非常に少なく、約18,000人だった。

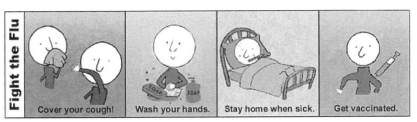

インフルエンザと戦う（許可取得　ミネソタ州公衆衛生局）

　2013年には、中国とベトナムで新しいA型H7N9が発生し、127人の死亡者を出したが、幸いにも他の地域には広がらなかった。
　近年のSARS（重症急性呼吸器症候群）や2013年の西アフリカのエボラ出血熱など、他の病気の大流行は、インフルエンザよりもはるかに多くの死亡者を出し、パンデミックの恐れを引き起こしたが、それらは制御された。SARSに対応して（2004年以降再発していない）、WHOはすべての国に、パンデミックや他の公衆衛生上の緊急事態に対処する計画を更新するように求めた。
　その結果、世界のほとんどの国は、過去に比べてインフルエンザパンデミックに対してより良く準備されている。2005年に、米国政府は抗ウイルス薬オセルタミビル（タミフルとも呼ばれる）の備蓄に10億ドルの予算を計上し、多くの他の国がこれに続いた。ニュージーランドでは、保健省がパンデミック対策計画（Pandemic Preparedness Plan）を定期的に更新し、いくつかの地域では民間防衛機関および病院のスタッフと一緒に演習を実施している。世界的なインフルエンザ監視にニュージーランドも参加しており、新しいインフルエンザウイルスが出現した場合には十分な警告が与えられるはずである。
　別のインフルエンザパンデミックが起こった場合、1918年のパンデミックのように致命的だろうか。デニス・シャンクス（Dennis Shanks）は、1918年に非常に多くの死者を出した異常な状況の組み合わせは繰り返されそうではないと考え、注意深くではあるが楽観的であった。スペイン風邪の二つの異常な特徴である重症者の紫色のチアノーゼと鼻血や他の出血

は、主な死因が肺炎であることを示している。インフルエンザウイルスに感染したことがなく免疫がないという宿主の要因も、重要な役割を果たしただろう。それは、西サモアの大量死や田舎から徴集された軍隊の脆弱性から明らかである。だが、他の謎がまだ残っている。明らかに同じような人々の間で、なぜ死亡率が非常に異なるのか。ここで、危機対応の特徴がいくつかの手がかりを与えるかもしれない。ニュージーランドでは、私たちが見てきたように、危機に迅速に対応した地域では、たいてい高い死亡率を避けることができた。

1918年のインフルエンザの教訓

　ニュージーランド社会は1918年以来大きく変化しており、新たなパンデミックに対して地域社会が同じように対応できるとは限らない。1918年に国が戦争中で、赤十字やセントジョン救急救命協会など、戦争支援に専念していた多くの組織がすぐに資力を投入してインフルエンザと戦った。もしパンデミックが平時に人々を襲っていたなら、事態は全く異なっていたかもしれない。

　1918年の大きな教訓は、病院と医師が救急患者の急増に圧倒されたことである。そして多くの人々が自宅にいながら病気を患ったことである。その場合、誰が看護や世話をするのだろうか？

　重大なパンデミックでは、ほぼすべての家庭や世帯が影響を受けるため、病人を看護できる健康な成人の数は著しく減少することになる。多くの場合、近所や家族のメンバーの迅速な行動にかかっている。どれだけの人々が急性肺炎の看護について知っているだろうか？

　1918年に、クライストチャーチのセントジョン救急救命協会が、600人以上の人々のために自宅看護のコースを開催したので、彼らは肺炎患者を看護するための正確な方法を知ることができた。将来のパンデミックでは、看護の方法をテレビやFacebookで実演することで、全住民に届けることができるかもしれない。

　別のインフルエンザパンデミックが起こった場合、1918年と同様のパ

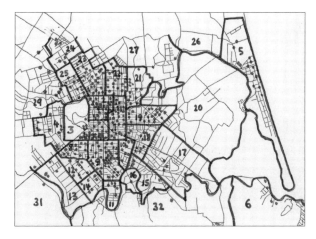

クライストチャーチのインフルエンザによる死者の居住地を示す地図。ほとんどの犠牲者はクライストチャーチ病院で死亡した

ターンで、多くの人々が感染し、数日間病気になり、そのうちのほとんどが数週間で回復すると考えられている。最大の危険は、二次的細菌感染、とくに肺炎から来る。

人間は、鼻、喉、呼吸器に三種類の一般的な細菌、すなわち肺炎球菌、レンサ球菌、黄色ブドウ球菌を持っている。通常、私たちの免疫システムはこれらの悪玉菌を制御している。しかし、大量に増殖し始めると、肺炎を発症するリスクがある。興味深いことに、1918年にレンサ球菌の患者と黄色ブドウ球菌の患者を別々の病棟に分けて収容した軍の病院では、両方のグループが交差感染を避けることになったため、生存率が向上

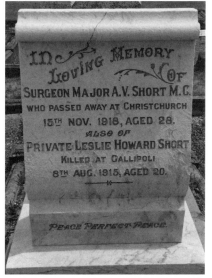

オーブリー・ヴィンセント・ショート少佐の墓石。戦功十字章を受章したクライストチャーチ病院の外科医で、1918年に28歳でインフルエンザで死亡。彼の弟は1915年8月にガリポリの戦いで戦死した（著者の写真）

した。

　1918年のパンデミックに耐えた人々に比べ、私たちには二次的細菌感染を治療するための抗生物質があるという大きな利点がある。

　しかし、これには別の問題がある。そもそも全住民のために十分な抗生物質があるだろうか？　看護師や医師の大半がインフルエンザで寝込んでいる場合、誰が薬を投与できるのか？　ペニシリン系の抗生物質にアレルギーを持つ人もいるし、一部の細菌は一般的に使用される抗生物質に耐性を示している。見通しは、数年前と比べてもそれほど明るいわけではない。

　ニュージーランドでは、緊急事態での民間防衛のために懐中電灯、飲料水、食料などを備蓄するように促すテレビ広告が終始放送されている。それは、2010年と2011年にクライストチャーチで大地震が発生した際に、価値のあることが証明された。多くの家庭が備えをしており、ほとんどの人々が緊急事態に対処することができた。

　しかし、インフルエンザパンデミックは異なる種類の災害であり、その影響は長期化する可能性がある。通常の流通網が妨げられた場合、食料供給が大きな問題になる。トラック運転手の多くが病気になると、スーパーマーケットはすぐに食料が品切れになるであろう。警察の半数以上の隊員がインフルエンザで患った場合、公共の秩序を維持することが困難になるかもしれない。消防車、救急車、公共交通機関などの必須サービスは、多くの人々が同時に病気になれば制限される可能性がある。インフラの一部が故障し、修理する人がいない場合、電力供給が中断されるかもしれない。電気がなくなると、水道供給や下水処理システムが機能しなくなり、さらに公共衛生上の問題が発生する可能性がある。

ニュージーランドにおけるインフルエンザによる損失

　1918年のインフルエンザの最終的な費用は、金銭的にかなりのものだった。仮設病院を設置するために使用される装備の全請求額と、病院理事会や自治体が行ったエピデミック救援作業に承認された支払い額を合算すると、保健省は総額22万ポンド（現在の通貨で約2200万NZドル）と見積もっ

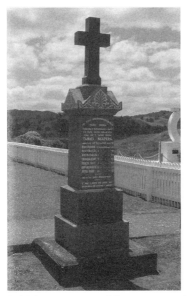
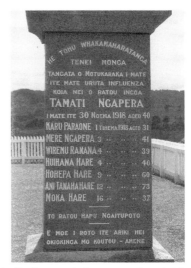

北島北部のノースランド地方のモトゥカラカ村の岬にある1918年インフルエンザのマオリ人犠牲者の慰霊碑（NZ History.net：写真提供マイク・ボーチ氏）

ている。エピデミック委員会だけでも1,200ポンドの費用がかかり、未亡人や孤児への特別手当は1919年には6万ポンドに達すると予想されていた。実際の総額はそれよりもはるかに高かった。

　ニュージーランドが第一次世界大戦に費やした総額（およそ7,600万ポンド）と比較すると、納税者にかかった1918年のインフルエンザの費用は無視できるほど少なく、容易に補うことができた。ビジネス界にとっても、経済的な影響は比較的簡単に吸収できた。一部の小規模企業では、オーナー（所有者）やパートナー（共同経営者）の死亡後に経営者が交代したという例もあったが、経済的な影響は短期間だったため、インフルエンザによる劇的なビジネスの崩壊や破産はなかった。政府と同様に、オフィス、工場、店舗はエピデミックに対処し、1919年には前に向かって進んだ。ただし、あと1ヵ月間同じレベルの混乱が続いた場合、深刻な経済的影響が出る可能性があった。

　これはおそらく、なぜ1918年のインフルエンザが歴史の教科書や大学

の授業で注目されなかったのかを説明している。社会生活や国内政治の観点から見ると、それはわずかな妨げでしかなく、短い間の奇妙な中断であり、第一次世界大戦の莫大なコストと人的損失によって完全に影が薄くなってしまった。

　しかし、個人や家族のマイクロレベルでは、1918年のインフルエンザは巨大な影響を与えた。死が何千人もの普通の人々の生活を破壊し、狂わせた。多くの生存者にとって、人生は二度と元通りにはならなかったであろう。ちょうど戦争による個人的な悲劇に対する恐怖が薄れ始めた時に、親や愛する配偶者、子どもを突然失ったことは、数千人のニュージーランド人の人生の可能性と見通しを根本的に変えた。戦争が多くの家族を破壊し、離れ離れにしたのと同様に、1918年のインフルエンザは、生と死に関する恐怖と悲劇を普通の人々の生活に残酷かつ前例のない規模で投げかけた。生存者の中には、インフルエンザで体調不良になり、他の病気になりやすくなったため、寿命が短くなった人もいた。

国民形成？

　オーストラリアとニュージーランドに関する多くの歴史書は、1915年のガリポリの戦いを両植民地の国民形成の萌芽だと指摘している。両者は、アフリカ南部でのボーア戦争と同様に母国の英国を助けるために自分たちの息子たちを兵士として送り出したが、彼らは自己アイデンティティーを強く抱くようになった。そして、自分たち自身や兵士たちが英国の同盟諸国と同じくらいの能力と資力を持っていることを示した。その将校たちは、時には彼らの英国の上司よりも優れた戦術家だった。ニュージーランドのほぼすべての町や村には、大戦で亡くなった人々を追悼するための何百基もの慰霊碑が建てられた。ヴェルサイユ講和会議で、ニュージーランドは英帝国の一部でありながら独自の国として認められた。戦争による恐ろしい死者数は、その世代の記憶に焼き付き、国民意識を強固にし、そのまま物語が進んでいる。

　この論点には多くの真実があるが、悲しみや損失によって結ばれた国民

という考えは、かなり否定的な概念ではないだろうか。

ニュージーランドの自己アイデンティティ形成におけるもう一つの事例がある。これも喪失や悲しみに根ざしているが、よりポジティブで長期的な影響を与えた。すなわち、第一次世界大戦で死亡したほとんどのニュージーランド兵士は海外の遠く離れた土地で死亡した。彼らの戦争体験は、国内の市民からは遠くかつ切り離されたものだった。彼らの遺体は外国の野原に埋葬され、その記憶は永遠に神聖なものとなった。

それに対して、1918年のインフルエンザパンデミックは、ニュージーランドに住むほとんどの人々に影響を与えた。ほとんどの家族が経験せずには済まなかった。インフルエンザで死んだ人、あるいはその家族を知らない人はいなかった。しかし、インフルエンザに感染した人々のほとんどは生き残った。

彼らは、家庭内または病院での手厚い看護のおかげで生き残った。発熱で精神が錯乱している時に飲み物を与えたり、病気から回復するまで子どもたちの世話をするために、隣人がやってきた。訪問看護師やボーイスカウトは、薬や食べ物を持って

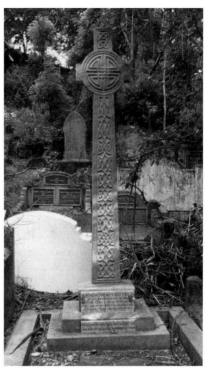

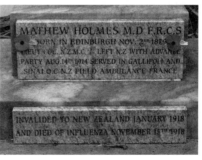

1918年のインフルエンザによるウェリントンの犠牲者マシュー・ホルムス医師のカロリ墓地にある墓石。この墓地には彼を追悼する日時計もある（写真提供：バーバラ・マリガン氏）

第7章 研究と学んだ教訓　129

きた。地域社会は、回復中の弱っている人々に食事を提供するための無料食堂を組織し、重症者を見つけて仮設病院に連れて行くために巡回した。

地域社会はパンデミックに立ち向かい、多くの個人が家族や隣人の世話をするために自己の命を危険にさらした。ボランティアの中には、自分自身がインフルエンザに感染して亡くなった人もいた。それは、前線の兵士と同じくらい英雄的な仕事であり、フランスの前線から遠く離れた軍書類係や料理人よりもはるかに危険な仕事だった。

1918年以降の数年間、ニュージーランド人は「黒いインフルエンザ」が流行している時に助けてくれた人々を覚え、またウイルス感染を恐れて何もしなかった怠け者たちも覚えていた。公共の慰霊碑はなかったが、生存者たちにそのような事情を思い出させる必要はなかった。緊急事態を生き延びた人々にとっては、それは多くの人々の人生を変えたため、忘れることはできなかった。

ストレスのある時に最も重要な性質である勇気、実際性、他者への配慮、公正性、臨機の才、楽観主義、そして明るい気質は、現在ニュージーランド人の本質的な性格として認識されている。これらは私たちが国民として大切にしている価値でもある。

遠い戦争による損失ではなく、前例のない公衆衛生上の危機を通して互いに助け合うという広範囲な共通の経験によって、これらの性質が国民的な精神に結合したと言えるかもしれない。これは恐ろしい試練であったが、国民として、ニュージーランド人は最善を尽くし、共通の利益のために力を合わせて上手く乗り切ったのである。

WEBSITES

www.teara.govt.nz/en/epidemics
www.nzgeo.com/stories/influenza
https://encyclopedia.1914-1918-online.net/article/influenza_pandemic (for Howard Phillips's update on recent research)
https://en.wikipedia.org/wiki/1918_flu_pandemic

参考文献

　ニュージーランドにおける1918年のインフルエンザ流行について詳しく知りたい方には、ジェフリー・ライス（Geoffrey Rice）著『Black November: The 1918 influenza pandemic in New Zealand』（2005年）をおすすめします。これには電子書籍Kindle版（2016年）も利用可能です。

　また、1918年のインフルエンザ流行時にご自分の町や地区で何が起こったかを調べるには、地元の新聞から始めるのが良いでしょう。ただし、死亡者数が完全には記録されていない可能性があることを考慮してください。国立図書館のウェブサイト『Papers Past』では、1918年の新聞がデジタル化されており、その内容は非常に充実しています。

　さらに、以下に膨大な文献の中から特に役立つ英語の書籍や記事をいくつかご紹介します。ご参考になれば幸いです。

INTERNATIONAL

Akira, Hayami, *The Influenza Pandemic in Japan, 1918-1929* (Kyoto, Nichibunken, 2015)

Arrowsmith, Robyn, *A Danger Greater Than War: New South Wales and the 1918-19 influenza pandemic* (Curtin ACT, Australian Homeland Security, 2007)

Barry, John M., *The Great Influenza* (New York, Viking, 2004)

Brundage, J. F. and Shanks, G.D., 'Deaths from bacterial pneumonia during 1918-19 influenza pandemic', *Emerging Infectious Diseases*, 14:8 (2008), 1193-99

Byerly, Carol, *Fever of War: The influenza pandemic in the U.S. army during World War I* (New York University Press, 2005)

Cheng, K. F. and Leung, P.C., 'What happened in China during the 1918 influenza pandemic?', *International Journal of Infectious Diseases*, 11 (2007), 360-64

Curson, Peter and McCracken, Kevin, 'An Australian Perspective of the 1918-19 influenza pandemic', *NSW Public Health Bulletin*, 17 (2006), 103-07

Davies, Pete, *Catching Cold: 1918's forgotten tragedy and the scientific hunt for the virus that caused it* (London, Michael Joseph, 1999)

Foley, Caitriona, *The last Irish Plague: The great flu epidemic in Ireland*, 1918-19 (Dublin, Irish Academic Press, 2011)

Gagnon, Alain, et al., 'Age-specific mortality during the 1918 influenza pandemic: Unravelling the mystery of high young adult mortality', *PLOS One*, 8:8 (2013), e69586, 1-9

Honigsbaum, Mark, *Living with Enza: The forgotten story of Britain and the great flu pandemic of 1918* (London, Macmillan, 2009)

Johnson, Niall, *Britain and the 1918-19 Influenza Pandemic* (London, Routledge, 2006)

Kolata, Gina, Flu: *The story of the great influenza pandemic of 1918 and the search for the virus that caused it* (London, Macmillan, 2000)

Mamelund, Svenn-Erik, 'Spanish influenza mortality of ethnic minorities in Norway, 1918-1919', *European Journal of Population*, 19 (2003), 83-102

Pettigrew, Eileen, *The Silent Enemy: Canada and the deadly flu of 1918* (Saskatoon, Western Producer Prairie Books, 1983)

Phillips, Howard, Black October: *The impact of the Spanish influenza pandemic of 1918 on South Africa* (Pretoria, Government Printer, 1990)

Phillips, Howard, 'The recent wave of 'Spanish' flu historiography', *Social History of Medicine*, 17:4 (2014); doi:10.1093/shm/hku066

Phillips, H. and Killingray, D. (eds), *The Spanish Influenza Pandemic of 1918-19: New perspectives* (London, Routledge, 2003)

Shanks, G. Dennis, 'Insights from unusual aspects of the 1918 influenza pandemic', *Travel Medicine and Infectious Diseases*, 13 (2015), 217-22

Shanks, G. D. and Brundage, J. F., 'Pathogenic responses among young adults during

1918 influenza pandemic', *Emerging Infectious Diseases*, 18:2 (2012), 201-07

Tomkins, Sandra, 'The influenza epidemic of 1918-19 in Western Samoa', *Pacific History*, 7:2 (1992), 181-97

NEW ZEALAND

Bryder, Linda, '"Lessons" of the 1918 influenza epidemic in Auckland', *NZ Journal of History*, 16 (1982), 97-121

McSweeny, K., Coleman, A. and Fancourt, N., 'Was rurality prospective in the 1918 influenza pandemic in New Zealand?', *NZ Medical Journal*, 120 (2007), U2579

Nishiura, H., Wilson, N. Wilson, N. and Rice, G. W., 'Transmission dynamics of the 1918 influenza pandemic in New Zealand: Analysis of national and city data', *NZ Medical Journal*, 122 (2009), No. 1296

Rice, G. W., 'Christchurch in the 1918 influenza epidemic: A preliminary study', *NZ Journal of History*, 13 (1979), 109-37

Rice, G. W., 'Maori morality in the 1918 influenza pandemic', *NZ Population Review*, 9 (1983), 44-61

Rice, G. W., 'Crisis in a country town: The 1918 influenza epidemic in Temuka', *Historical News*, 51 (1985), 7-13

Rice, G. W., 'The making of New Zealand's 1920 Health Act', *NZ Journal of History*, 22 (1988), 3-22

Rice, G. W., *Black November: The 1918 influenza pandemic in New Zealand* (2nd edn, Christchurch, Canterbury University Press, 2005)

Rice, G. W., 'A disease deadlier than war' (guest editorial), *NZ Medical Journal*, 126 (2013), No. 1378

Richardson, G. M., 'The onset of pneumonic influenza in 1918 in relation to the wartime use of mustard gas', *NZ Medical Journal*, 47 (1948), 4-16

Summers, J. A., Shanks, G. D., Baker, M. and Wilson, N., 'Severe impact of the 1918-19 pandemic influenza in a national military force', *NZ Medical Journal*, 126 (2013), No.1378

Wilson, N., Rice, G., Thomson, G. and Baker, M., 'Re-evaluating a local public health control measure used in New Zealand for the pandemic influenza of 1918', *NZ Medical Journal*, 118 (2005), No. 1224

Wilson, N. and Baker, M., 'Ninety years on: What we still need to learn from "Black November" 1918 about pandemic influenza', *NZ Medical Journal*, 121 (2008), No. 1285

Wilson, N. and Baker, M., 'Comparison of the content of the New Zealand influenza pandemic plan with European pandemic plans', *NZ Medical Journal*, 122 (2009), No. 1290

Wilson, N., Summers, J. A., Baker, M. and Rice, G., 'A bizarre case of drowning as a result of pandemic influenza, 1918', *NZ Medical Journal*, 122 (2009), No. 1302

Wilson, N., Oliver, J., Rice, G., et al., 'Age-specific mortality during the 1918-19 influenza pandemic and possible relationship to the 1889-92 influenza pandemic', *Journal of Infectious Diseases*, 210 (Sept 2014), 993-95

Wright-St Clair, R. E., 'Influenza in New Zealand and the doctors who died from it', *NZ Medical Journal*, 96 (1983), 765-68

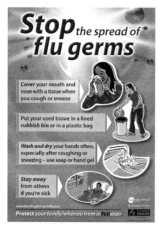

2004年のニュージーランド保健省のインフルエンザ予防に関するポスター。一般的な「細菌」という言葉が、より正確な「ウイルス」という言葉の代わりに使われている。

【著者】
ジェフリー・ライス（Geoffrey W. RICE）
カンタベリー大学歴史学名誉教授
ニュージーランド・メリット勲章受章

【訳者】
伊藤 雄志（Yushi Ito）
元ウェリントン・ヴィクトリア大学日本語学科長
東北大学理学部　学士号
広島大学大学院文学研究科　修士号
メルボルン大学大学院　Ph.D.
2018年外務大臣表彰受章
2019年旭日単光章受章

箱根 かおり（Kaori Hakone）
大阪女学院大学国際・英語学部准教授
マッコーリ大学文学部　学士号（Hon）
シドニー大学大学院応用言語学部　修士号（Merit）
ニューヨーク州立大学大学院　理学修士号
博士後期課程在籍中
国際交流基金在外法人研修
研究分野は国内外のコミュニティ開発とリーダーシップ

リッチー ザイン（Zane Ritchie）
城西大学現代政策学部准教授
ウェリントン・ヴィクトリア大学文学部　学士号（Hon）
立命館大学大学院文学研究科　修士号（Merit）
ウェリントン・ヴィクトリア大学大学院　修士号
文部科学省国費留学生
ニュージーランド出身、日本在住25年。主な研究分野は地域研究（ニュージーランド、日本とアフリカ）

1918年のインフルエンザパンデミック
──ニュージーランドの経験から学ぶ

2024年9月12日 初版発行

著者	ジェフリー・ライス（Geoffrey W. Rice）
訳者	伊藤 雄志（いとう ゆうし） 箱根 かおり（はこね かおり） リッチー ザイン（Zane Ritchie）
発行者	三浦衛
発行所	春風社 *Shumpusha Publishing Co.,Ltd.* 横浜市西区紅葉ヶ丘53　横浜市教育会館3階 〈電話〉045-261-3168　〈FAX〉045-261-3169 〈振替〉00200-1-37524 http://www.shumpu.com　✉ info@shumpu.com
装丁	中本那由子
印刷・製本	モリモト印刷株式会社

乱丁・落丁本は送料小社負担でお取り替えいたします。
©Yushi Ito, Kaori Hakone, Zane Ritchie. All Rights Reserved. Printed in Japan.
ISBN 978-4-86110-988-1 C0022 ¥2800E

BLACK FLU 1918: The Story of New Zealand's Worst Public Health Disaster
by Geoffrey W. Rice
Text copyright © 2017 Geoffrey Rice
First published in 2017 by Canterbury University Press, Christchurch, New Zealand
Photographs, maps and illustrations © the author or as attributed
Japanese translation rights arranged with Canterbury University Press, Christchurch
through Tuttle-Mori Agency, Inc., Tokyo